I0796468

Martha Alicia Chávez es una reconocida psicóloga, con especialidades en Psicoterapia familiar sistémica, Programación neurolingüística, Hipnoterapia Ericksoniana y Terapia en alcoholismo y adicciones. Numerosos profesionales de la salud utilizan sus libros como base para su trabajo terapéutico y para impartir cursos y talleres. Sus obras son textos obligados en las bibliotecas de diversas universidades e instituciones educativas. El positivo impacto que genera proviene de una vasta experiencia profesional y de un honesto compromiso con su propio crecimiento interior. Es autora de los exitosos *Tu hijo, tu espejo*, *Todo pasa… y esto también pasará*, *Te voy a contar una historia*, *En honor a la verdad*, *Hijos tiranos o débiles dependientes*, *90 respuestas a 90 preguntas*, *Mamá te quiero; papá te quiero, consejos para padres divorciados*, *Hijos invisibles*, *Hijos gordos*, *¡Con golpes no!*, *Cómo una mujer se convierte en bruja y un hombre en bestia*.

HIJOS GORDOS

HIJOS GORDOS

Una visión familiar, psicológica y nutricional

MARTHA
ALICIA
CHÁVEZ

Grijalbo

El papel utilizado para la impresión de este libro ha sido fabricado a partir de madera procedente de bosques y plantaciones gestionadas con los más altos estándares ambientales, garantizando una explotación de los recursos sostenible con el medio ambiente y beneficiosa para las personas.

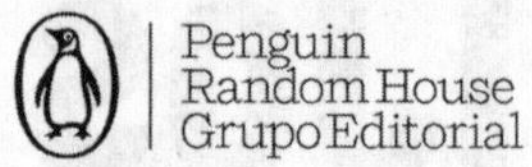

Hijos gordos

Una visión psicológica, familiar y nutricional

Tercera edición: agosto, 2025

Penguin Random House Grupo Editorial, S. A. de C. V.
Blvd. Miguel de Cervantes Saavedra núm. 301, 1er piso,
colonia Granada, alcaldía Miguel Hidalgo, C. P. 11520,
Ciudad de México

penguinlibros.com

ISBN: 978-607-386-204-2

Impreso en México – *Printed in Mexico*

A los hijos gordos
de todos los tiempos

Índice

Introducción

¿Por qué uso el término *gordo* en lugar de *obeso*? Porque, siendo honestos, en la vida real a la persona con sobrepeso se le llama "gordo". Cada uno de estos términos conlleva una carga emocional particular y muy distinta; de ahí mi decisión de usar el término *gordo*, porque pretendo que cada vez que lo mencione el lector se conecte con la realidad que experimenta quien como niño vivió esta situación y que tal vez como adulto la sigue viviendo. No obstante, dejo bien claro que en todo momento y sin excepción alguna, cada vez que uso este término lo hago con absoluto respeto.

Existe una diferencia entre *sobrepeso* y *obesidad*. El primer término se refiere a un exceso de peso de 10 a 20% del ideal y sano, de acuerdo con criterios como la edad y la estatura. La obesidad, en cambio, implica un exceso mayor a 20% del peso ideal. En este libro usaré ambos términos de manera indistinta, mencionando uno y otro con el mismo significado.

Ser gordo conlleva una carga social, familiar y, por ende, personal. A lo largo de la historia, y de punta a punta del planeta, la obesidad ha adquirido un papel muy significativo en diferentes niveles y formas. En algunas culturas, sociedades y épocas, ha tenido y aún conserva un significado de aceptación, de belleza y hasta de estatus social. En otras, representa algo socialmente despreciable y se convierte en una causa de vergüenza.

Hace algunas décadas, las madres hacían todo lo posible por que sus bebés y sus niños estuvieran gordos, lo cual se consideraba signo de hermosura, fortaleza y salud. Incluso en los adultos se le daba este significado. Tras años de investigación sobre los efectos del sobrepeso, en la actualidad se ha llegado a darle el lugar que le corresponde como factor determinante en el desarrollo de graves problemas de salud.

En otro sentido, alrededor de la obesidad ha surgido un sinnúmero de movimientos sociales y financieros contradictorios: por una parte, los grandes capitales invertidos en toda clase de empresas, instituciones y productos que pretenden eliminarla, y por otra, los grandes capitales invertidos en la promoción de alimentos y hábitos de vida que la crean y la perpetúan. La obesidad, pues, está siempre acompañada de grandes contradicciones e incongruencias.

Eso sucede en el ámbito económico y social, pero dentro de la familia un hijo gordo tiene distintos significados y diversas funciones que mueven profundas fibras y dinámicas de relación de todos sus miembros. Estas dinámicas familiares, a su vez, contribuyen a la perpetuación del problema. Es este aspecto, el familiar, en el que enfocaré el tema de este libro.

Si bien es cierto que para crearla existe un componente puramente alimentario (y en algunos casos uno orgánico), en la primera parte de este libro trataré los componentes emocional y familiar que siempre la acompañan, así como las principales patologías y los trastornos asociados con la obesidad y la comida.

Por último, el anexo fue escrito por la reconocida nutrióloga Margarita Chávez (que, además, honrosamente, es mi hermana). En él expone el aspecto orgánico y nutricional, así como diversas propuestas útiles y sencillas para que los padres puedan apoyar a sus hijos obesos a dejar de serlo y a llevar una vida sana.

SER GORDO EN DISTINTAS ÉPOCAS Y CULTURAS

Como mencioné, ser gordo tiene y ha tenido distintos significados en diversas culturas y épocas. Es de suma importancia y por demás interesante revisar algunos de estos significados antes de profundizar en el rol que la obesidad juega en el interior de quien la padece, así como en las relaciones sociales y, sobre todo, en las familiares.

Hace varios siglos, las tribus nómades musulmanas acostumbraban poner especial atención en las mujeres grandes, ya que el hecho de que una mujer fuera gorda era reflejo directo de la riqueza de su marido, quien supuestamente debía tener una buena fortuna para mantener a su esposa bien alimentada.

Desde el punto de vista médico, primero Hipócrates (460 a. C.), y luego Galeno (140 d. C.), ambos galenos griegos, estudiaron exhaustivamente la obesidad y presentaron sus teorías sobre ella, describiéndola como una enfermedad y un factor determinante de graves trastornos físicos e, incluso, de muerte.

Aproximadamente en el año 680 a. C., el pueblo espartano, conocido por sus reglas y su disciplina sumamente rígidas, era en extremo estricto e intolerante con las personas obesas. Mensualmente se llevaba a cabo una revisión de los jóvenes y si alguno mostraba aunque fuera un poco de sobrepeso se le obligaba a seguir un riguroso y extenuante programa de ejercicios. En relación con los adultos, la intolerancia hacia la obesidad se manifestaba en el hecho de que quien la padeciera era desterrado de inmediato. Así vemos que en Esparta esta condición era simplemente imperdonable.

En cambio, durante los siglos XVI y XVII, la obesidad era considerada símbolo de atractivo sexual, salud y fecundidad. Esto también se presentó en épocas anteriores, aunque no de manera tan marcada.

En su libro *The Mauden Queen* (*La reina de Mauden*), el escritor inglés John Dryden expone que las actitudes de las mujeres inglesas de esta época pueden encerrarse en esta expresión: "Estoy decidida a crecer gorda hasta que cumpla los cuarenta y luego desaparecer del mundo cuando aparezca mi primera arruga".

El famoso pintor Peter Paulus Rubens elegía a sus modelos entre las mujeres que pesaran por lo menos 100 kilos. Así pues, en ese momento de la historia, el sobrepeso era considerado valioso y deseable.

Más adelante, en el siglo XVIII, sobre la base de las teorías expuestas por Hipócrates y Galeno, entre otros, se retoma la perspectiva de la obesidad como un síntoma de enfermedad sostenida por los médicos de la época, y como signo de inmoralidad por la religión católica, que incluso la asoció con el pecado capital de la gula.

En la época actual, en diversos rincones del mundo, encontramos culturas que le dan al sobrepeso un significado completamente distinto del que se le confiere en el mundo occidental.

En Mauritania, país situado al noroeste de África, existe una fascinación por la obesidad en las mujeres, la cual les asegura un buen matrimonio (a los 12 o 13 años) y un buen estatus social para toda su familia. Para lograrlo, perdura hasta nuestros días una tradición que data del siglo XI: se trata de una práctica llamada *leblouh*. Cuando llegan a la edad de siete años aproximadamente (en ocasiones desde los cinco años), las niñas son llevadas por varias semanas, durante las vacaciones escolares o en la época de lluvias —cuando la leche de camello es más abundante—, a un campamento y encomendadas a una mujer llamada *engordadora*, cuya única misión consiste, precisamente, en engordarlas hasta el límite. Las niñas son sometidas a una dieta extrema, altamente cargada de grasas y carbohidratos, con el fin de hacerlas ganar peso en el menor tiempo posible. Cuantos más kilos les ponga encima y cuanto más rápido, la engordadora obtendrá un mejor pago.

Las grandes cantidades de grasas y carbohidratos que componen dicha dieta le proporcionarán a las niñas de 14000 a 16000 calorías diarias, nueve veces más de lo que se considera sano consumir a esa edad. Estos altos niveles calóricos se obtienen del siguiente tipo de alimentos y cantidades por día:

- Cinco litros como mínimo de leche de camello o de cabra.
- 40 bolitas grasosas elaboradas con dátil, maní y cuscús.
- Una especie de atole elaborado con dos kilos de maíz machacado y mijo, dos tazas de mantequilla y unos 15 litros de leche de camello.
- De 500 gramos a un kilo de grasosa carne de cordero.

Con frecuencia, las niñas ya no pueden más y vomitan, pero si lo hacen son obligadas a tragar su propio vómito. Para distraerlas del deseo de vomitar y presionarlas para que obedezcan y coman, las engordadoras llevan a cabo una torturante práctica que consiste en atrapar los dedos de la mano o del pie de las niñas entre dos palos y apretarlos con gran fuerza, lo cual les causa un enorme dolor.

En épocas modernas, se obtienen en el mercado negro hormonas y medicamentos que aumentan el apetito, con el fin de acelerar el proceso. La dieta por sí misma provoca graves trastornos de salud, como diabetes, afecciones cardiacas y del páncreas, artritis y otras enfermedades que se agravan todavía más como efecto secundario del uso de estas hormonas y medicamentos. Todo esto lleva a muchas niñas incluso hasta la muerte.

Asimismo, se les requiere estar físicamente pasivas todo el día, con el fin de no crear masa muscular ni quemar las tan valoradas calorías que su dieta diaria les aporta.

"El tamaño de una mujer es proporcional a la cantidad de espacio que ocupa en el corazón de su marido." Ésta es la arraigada creencia que lleva a estas comunidades a realizar semejantes prácticas. Por supuesto, las niñas sufren, pero se les enseña que ser gordas las hará felices y les traerá grandes beneficios a ellas y a toda su familia; por lo tanto, todo eso se hace por su bien.

Aun cuando en años recientes tanto grupos de activistas como médicos de todo el mundo, y de Mauritania misma, han luchado para erradicar la tradición del *leblouh,* la lamentable realidad es que todavía se practica.

En otro rincón del mundo, en las etnias del Pacífico Sur, al norte de Australia, existe también una costumbre parecida a la anterior. A las mujeres jóvenes que se consideran las más bellas de la tribu se les encierra en una jaula donde se les alimenta durante tres a seis meses con yuca, tapioca y otros productos altos en grasas y calorías, para que alcancen el peso que el gran jefe Utame Alunda desea, el cual es mínimo de 120 kilos. Cabe aclarar que el jefe es un hombre feo, viejo y flacucho que sólo pesa 34 kilos.

En contraposición, en Occidente la obesidad es totalmente inaceptable, motivo de rechazo, burla y vergüenza. Como resultado de ello, hace un par de décadas comenzó a crearse una especie de obsesión por la delgadez, que alcanzó su clímax en la década de 1990, bajo la negativa influencia de la industria de la moda que presentaba modelos cada vez más delgadas. Muchas de ellas, presionadas por los diseñadores y las compañías para bajar más y más de peso, desarrollaron graves trastornos alimentarios como la anorexia y la bulimia, de los cuales hablaré más adelante. La influencia de estas ultra delgadas modelos que día a día bombardeaban visualmente a gran cantidad de jóvenes, propició el desarrollo de dichos trastornos en muchos de ellos, principalmente mujeres, aturdidas con la ilusión de alcanzar esa apariencia porque el mundo de la moda sentenciaba que eso era lo correcto. "¡Esto es la belleza!", proclamaban.

La aparición de trastornos alimentarios en jóvenes de todo el mundo llegó a un punto alarmante que ha llevado a varios países (Israel fue el primero) a promulgar leyes que prohíben a modelos muy delgadas, con un índice de masa corporal menor a 18.5, aparecer en pasarelas o en cualquier tipo de publicidad. De igual manera, se castiga con altas multas económicas, e incluso con cárcel, a diseñadores, fotógrafos y a cualquier personaje de la industria de la moda que incite la extrema delgadez por medio de su publicidad o por la presión que ejerce sobre sus modelos.

Por otra parte, en nuestra sociedad actual abundan diversas etiquetas, prejuicios, estigmas y estereotipos relacionados con los obesos: que son perezosos, tiernos, simpáticos, sucios, dulces, malos, chistosos e, incluso, pecadores. Como veremos en las historias que presentaré, los niños obesos sufren burlas y rechazo, los adultos tienen mayor dificultad para conseguir un empleo o ascender de puesto y la discriminación que padecen no sólo se limita al mundo laboral, sino que se extiende a todos los aspectos de su vida.

De tal forma, mientras que en algunos lugares del mundo la obesidad es altamente deseada, en otros es altamente rechazada. Sea como sea, es un tema que mueve profundas fibras en el ser humano, adquiere importantes significados familiares y sociales, y provoca intensas reacciones psicológicas. Por todo ello, es que vale tanto la pena verla de frente, explorarla y penetrar profundo en sus misterios.

En las siguientes secciones de esta introducción analizaremos algunas estadísticas y algunos temas de corte clínico relacionados con la obesidad, para los cuales conté con la colaboración de Margarita Chávez Martínez.

LA OBESIDAD, EL MAL DE NUESTROS TIEMPOS

Las estadísticas indican que México ocupa ya, desde el año 2011, el primer lugar en obesidad infantil. Sin embargo, no fue sino hasta el 25 de enero de 2012 cuando el presidente Felipe Calderón declaró en forma oficial que México estaba afectado por esta epidemia (enfermedad que afecta simultáneamente a muchas personas). En la actualidad, en nuestro país hay 4.5 millones de niños, entre cinco y 11 años de edad, excedidos de peso.

El doctor Eduardo González, del Instituto Mexicano del Seguro Social, afirma que según la Organización Mundial de la Salud (OMS) la obesidad en México ha alcanzado ya el grado de pandemia (enfermedad de todo un pueblo) y sus víctimas principales son los niños.

Epidemia o pandemia, la obesidad en nuestro país está directamente relacionada con casi 200 mil muertes al año, pues es un importante factor de riesgo para padecer enfermedades crónico-degenerativas como la diabetes mellitus tipo 2, que, de acuerdo con cifras oficiales, es la primera causa de decesos en México. La obesidad conduce además a diversas enfermedades del corazón, cerebrovasculares, hipertensivas, etcétera.

ESTADÍSTICAS DE SOBREPESO Y OBESIDAD EN EL MUNDO

Actualmente, a nivel mundial, hay 1600 millones de personas que padecen sobrepeso, y 400 millones más, son obesos.

Debido a que la obesidad va en aumento en el mundo entero, la OMS la ha calificado como la pandemia del siglo XXI.

En tres décadas —entre 1980 y 2008— la obesidad se ha duplicado en el mundo. En América Latina, entre los años 1995 y 2011 la cantidad de personas obesas mayores de 15 años, creció 91%. En Europa, tan sólo en 2011, los niveles de obesidad entre hombres y mujeres adultos se triplicaron.

El 21 de febrero de 2012, la Organización para la Cooperación y el Desarrollo Económicos (OCDE) dio a conocer su reporte informativo sobre este tema, basado en estudios recogidos por la International Association for Study of Obesity (IASO). Sus resultados son verdaderamente alarmantes:

- Al menos una de cada dos personas tiene sobrepeso u obesidad en más de la mitad de los países pertenecientes a la OCDE. (Los países miembros de este organismo internacional son: Alemania, Australia, Austria, Bélgica, Canadá, Corea, Dinamarca, España, Estados Unidos, Finlandia, Francia, Gran Bretaña, Grecia, Hungría, Irlanda, Islandia, Italia, Japón, Luxemburgo, México, Noruega, Nueva Zelanda, Países Bajos, Polonia, Portugal, República Checa, República Eslovaca [Eslovaquia], Suecia, Suiza y Turquía.)
- Japón y Corea presentan sólo 4% de población obesa.
- Estados Unidos y México, en cambio, tienen un alarmante 36%.
- En España, el Instituto Nacional de Estadística, en su boletín informativo de abril de 2012, nos indica que 16% de la población es obesa. Sin embargo, la OMS califica a este país con 24% de obesidad. Además, España se ha situado ahora por arriba de Estados Unidos en obesidad infantil, con 19% de niños con este problema, frente a 16% en Estados Unidos.
- En Inglaterra uno de cada cuatro adultos es considerado obeso.
- Según la OMS, Francia tiene 17% de su población con problemas de obesidad. Este país desarrolló, hace unos años, un programa llamado Epode, con el propósito de frenar la obesidad infantil. Dicho programa abarca aspectos de la vida familiar, social y escolar de los niños, fomentando el deporte, la dieta saludable el caminar de forma habitual. Los resultados han sido muy positivos, pues en las ciudades donde se implementó, se ha logrado que no avance la obesidad ni el sobrepeso.

- La OMS le atribuye a Alemania un índice de 23%.
  Las estadísticas presentan algunas variantes según los diferentes organismos que las realizan; sin embargo, una cosa es bien clara y es el hecho de que la obesidad y el sobrepeso representan para la humanidad un serio problema de salud.
  La OMS declaró que cada año mueren en el mundo 2.8 millones de personas debido al sobrepeso y la obesidad, y esto va en vertiginoso aumento, a menos que realmente tomemos cartas en este importante asunto de salud pública. El referido organismo prevé que la cifra anual de defunciones por enfermedades no transmisibles, entre ellas la obesidad, alcanzará los 55 millones en 2030.

También en América Latina la obesidad se ha convertido en un problema de salud pública. En enero de 2012 la revista médica *Medwave* publicó un artículo donde afirma que en ese año en América Latina alrededor de 64% de los adultos tenían sobrepeso y 30.5% eran obesos.

Y para el año 2020, la OMS pronostica que seis de los países con mayor obesidad en el mundo, entre la población mayor de 15 años, serán latinoamericanos: Venezuela, Guatemala, Uruguay, Costa Rica, República Dominicana y México.

Otros estudios revelan que más de 60% de la población de Chile sufre actualmente obesidad o sobrepeso y esto le cuesta al país más de tres mil millones de dólares anuales en tratamientos para las enfermedades de estas personas.

Por su parte, en Brasil hay más de 38 millones de personas con sobrepeso; el equivalente a 40.6% de los adultos del país. De este total, 10.5 millones sufren obesidad.

A través de la Encuesta Nacional de la Situación Nutricional, Colombia determinó que casi la mitad de sus habitantes sufre sobrepeso y obesidad. El problema se presenta en mayor medida en las mujeres (46%) que en los hombres (39%). En la actualidad, un enfermo adulto puede estar sujeto a tratamientos hasta por 15 años, lo que representa para el erario un costo de 3500 millones de dólares al año la atención de este segmento de la población. En sólo ocho años aumentó más de 60% la atención de las instituciones de salud por enfermedades relacionadas con el sobrepeso y la obesidad, y se considera que para finales de la presente década los costos se elevarían a 6500 millones de dólares en ese periodo.

Los expertos afirman que cuatro de cada 10 niños obesos necesitarán inyectarse insulina antes de los 12 años. De no realizarse un cambio radical en el rumbo por el que se enfila actualmente la obesidad de la población infantil, no habrá sistema de salud, ni gobierno, que pueda hacer frente a los costos de los tratamientos para las enfermedades que resultarán de esta pandemia, cuando nuestros niños obesos sean adultos.

La obesidad y el sobrepeso consisten en una excesiva y anormal acumulación de grasa que es perjudicial para la salud. Son el resultado de una "dieta" inadecuada. (El término *dieta* proviene del vocablo griego *dietae*, que significa "modo de vida"; por consiguiente, no se refiere sólo a la comida, sino a todo el estilo de vida que se lleva en la familia y en la sociedad en la cual el niño está integrado.)

A este problema se llegó, en parte, por la gran influencia que, debido a la globalización, han ejercido sobre nuestras tradiciones y costumbres algunos hábitos externos a nuestra cultura. Se debe, en parte también, al gran bombardeo de publicidad que existe de los productos chatarra y la gran facilidad de la población para tener acceso a ellos, aunado a la falta de información veraz y educación nutricional adecuada.

Es triste ver cómo una sociedad con un desarrollo tecnológico sin precedentes —el cual nuestros antepasados, hace apenas unos años, jamás imaginaron— sea al mismo tiempo una sociedad tan enferma. Esto es producto, a mi parecer, de la ignorancia y la negligencia de la población, manipulada por los intereses económicos de las grandes corporaciones y solapadas por la ineficiencia, la corrupción y la negligencia de las instituciones oficiales.

La globalización presenta un gran abanico de posibilidades, pero desafortunadamente nuestro país ha adoptado del exterior más influencias negativas que positivas, sobre todo en el aspecto de la nutrición, y la obesidad es una de las consecuencias.

Si el problema es complejo, la solución tendrá que ser *compleja* también y si nos ha llevado años llegar a este punto crítico, también llevará tiempo desandar el camino equivocado y poco a poco *reeducarnos* los adultos para que podamos a la vez *educar* a nuestros niños por el camino de la salud. Aquí me refiero al término en su más amplio sentido, pues sabemos que "mente sana en cuerpo sano" y nunca antes como hoy nuestro país y el mundo habían necesitado tanto esta salud física, emocional y mental en su población.

LA OBESIDAD, ¿HERENCIA GENÉTICA?

En la actualidad se intenta justificar esta enfermedad arguyendo que gran parte del problema se debe a la herencia genética. En lo personal no estoy de acuerdo con esta aseveración y la historia tampoco la apoya ni la confirma, ya que en nuestro pasado conocido, en las diversas y maravillosas culturas que han conformado nuestro país, nuestros antepasados no vivieron este tipo de problemas o de enfermedades sociales.

Por otra parte, es muy importante recordar que "la herencia genética inclina pero no obliga". Si un individuo con una herencia genética marcada hacia algún problema de salud lleva hábitos de vida saludables, evitará que esa enfermedad se manifieste, al no encontrar el campo de cultivo adecuado para desarrollarse. No todos los enfermos están obesos, pero definitivamente, todos los obesos están enfermos.

LA OBESIDAD ES UN PROBLEMA FAMILIAR

Por supuesto, si en la familia hay uno o varios niños obesos, lo más probable es que también haya adultos obesos. Los adultos de cada familia deberán trabajar en conjunto con el o los niños, ya que el problema no se concentra en un solo miembro. Los cambios en la alimentación y en los hábitos de vida deben incluir por lo menos a los padres, pero lo ideal es que toda la familia se integre en este proceso sanador.

1

Historias de niños gordos

En mi muy personal forma de pensar y sentir, el contenido de un libro puede trascender a tal punto en la vida de su lector, que puede llegar a transformarla o, por lo menos, a ampliarle el panorama y la percepción de su existencia. Así me sucede a mí. Es por esto que, tener el privilegio de escribir libros que sean leídos, es una de mis más hermosas bendiciones.

En mi caminar por este sendero de la vida, he encontrado que nada nos ayuda mejor a comprender una situación en toda su profundidad que revisar los casos de personas que han pasado por ella y analizarlos a la luz de los conocimientos y los estudios sobre el tema. Para ayudarnos a lograr nuestro objetivo de entrar de lleno en el asunto de la obesidad, algunas generosas personas que fueron niños gordos me han permitido conocer sus historias y plasmarlas en este libro. A continuación las expongo, con todo el respeto que merecen. El orden en que las muestro sólo tiene que ver con el orden en el que aparecieron en mi vida.

Cuando llegué al momento de trabajar con los casos que alumbrarían este libro, lancé un llamado a través de mi cuenta de Twitter y Facebook, invitando a quienes fueron niños y niñas gordos a compartir su caso para que fuera presentado aquí. Recibí muchos correos, de los cuales elegí a las primeras cuatro personas que respondieron, sólo por respetar el orden de la vida en este asunto. Al darme cuenta de que eran tres mujeres y sólo un hombre, esperé unos días más a que otro estuviera dispuesto a compartir su experiencia; uno más respondió, pero poco después cambió de opinión, lo cual es muy válido.

Muchísimas mujeres, sólo un hombre. Esto es muy común cuando se trata de cualquier tipo de experiencia que conlleva entrar en contacto con sentimientos difíciles de manejar, como el dolor, el miedo o la ira, ya que al parecer al sexo masculino esto le cuesta mucho más trabajo. Lo anterior no significa en absoluto que los hombres sean débiles o cobardes, sino que por el tipo de creencias y prejuicios con los que suele educárseles, aprenden que por serlo no deben sentir miedo ni dolor, que no deben llorar y que siempre han de ser fuertes, así como que lo pueden todo y lo saben todo. El conjunto de estos factores hace que a la mayoría de ellos les sea tan difícil lidiar con sus sentimientos, expresarlos e incluso entenderlos. Los psicólogos y todos aquellos profesionales que nos desempeñamos en la línea del trabajo interior, comprobamos esto constantemente en nuestros cursos y terapias.

Decidí contarte esto, para que no creas que intencionalmente excluí los casos de los hombres. El hecho es que no hubo más hombres que quisieran compartir su experiencia. Y está bien... Están en todo su derecho y yo lo respeto. Así que tomé gustosa lo que la vida me ofreció ¡y comencé trabajar!

A continuación te presento las cuatro historias de estos adultos que en su infancia vivieron la experiencia de ser gordos y todo lo que ello implica. Posteriormente, en otro capítulo analizaremos muchos aspectos interesantes que, a través de estos casos, que se parecen a los de millones, podemos aprender.

Cada una de estas personas me expresó a su manera que hablar de esto aligeraba la carga llevada en su interior por mucho tiempo y que ofrecerla para ser plasmada en este libro, con la posibilidad de que a otros les sea útil, le da un sentido diferente a todo lo que vivieron.

La sencilla pero profunda expresión de Elena lo dice todo: "Muchas gracias por darle a mi niña la oportunidad de hablar".

LA HISTORIA DE SERGIO

Sergio[1] es el mayor de dos hermanos. Cursaba los primeros años de la escuela primaria cuando tomó conciencia de que era un niño con sobrepeso. "Me di cuenta porque era el que no corría, el que no jugaba, el que no era invitado al equipo de futbol", comenta. Por estas razones, durante el recreo él prefería quedarse en el salón de clases dibujando o leyendo.

Sus padres le decían constantemente que estaba gordo y que debía bajar de peso. Para lograr ese objetivo, con frecuencia lo sometían a dietas que él califica como "horribles y asquerosas". Él recuerda que en esa época —la década de 1970— no había información disponible al respecto y que sus padres diseñaban esas dietas con base en lo que leían en alguna revista, lo que oían por ahí o lo que alguna amiga de su madre recomendaba. Consultar al médico, al psicólogo o al nutriólogo era para ellos absurdo, inaceptable y sólo para débiles y tontos.

Con un lenguaje no verbal que refleja la repugnancia que aquellas dietas le causaban, Sergio las describe: "Desayuno: dos huevos tibios revueltos en un plato con jugo Maggi, limón y sal, y un pan tostado. Comida: ensalada verde, caldo de pollo con verduras sobrecocidas, ¡espantosas! Y para la cena: un pan tostado".

Esto lo dejaba con hambre y con muchos antojos, por lo que en la noche se levantaba a escondidas a comer algo. En

[1] A petición de él, se ha cambiado su nombre real.

algunas ocasiones lo atraparon y cuando eso sucedía "lo agarraban a chanclazos", comenta. Uno de los días en que lo descubrieron, el castigo fue ponerlo a pan y cebolla.

"Lo entiendo, porque sé que querían que estuviera flaco por cuestiones de salud (hay diabetes en la familia) y por estética. Mi padre era un gran ejecutivo; ¡cómo demonios iba a tener hijos gordos!", comenta Sergio con la serenidad de alguien que ha trabajado mucho para sanar esas experiencias de su infancia.

Por otra parte, la comida "engordadora" era usada por sus padres para premiarlo por una buena calificación o como acompañamiento para disfrutar un domingo de descanso. "Obtuviste un diez. ¡Vamos a las hamburguesas!" Y las hamburguesas venían con refrescos y papas fritas en grandes cantidades. "Es domingo... ¡Un litro de helado!" En esos momentos había todo el permiso para "atascarse" —dice—, pero luego, cuando el cuerpo mostraba los efectos de los abusos, venían las críticas punzantes, a las que invariablemente acompañaban frases como: "¡Mira en qué carnes estás! ¡Deja de comer! ¡Eres un gordo!" Y en seguida... las aborrecidas dietas, las cuales sí funcionaban, porque efectivamente bajaba de peso, pero nunca era suficiente.

Su hermana menor tenía los mismos problemas de sobrepeso que él, con el extra de la carga social que implica el ser mujer; se espera de nosotras que seamos más bellas que los hombres y, por supuesto, esto incluye estar delgadas.

Él y su hermana desarrollaron una actitud interesante en torno de la comida y el sobrepeso, creando toda clase de bromas respecto a su mutua gordura, e inventando el uno para el otro sobrenombres que se volvieron "muestras de cariño", comenta Sergio. Hasta el día de hoy esta dinámica de su relación prevalece. Su relación fraternal como tripulantes del mismo barco se vinculó en este tipo de dinámica que probablemente tuvo y tiene la intención inconsciente de aligerar la carga emocional que dicha situación les generó, así como de ser una forma peculiar de brindarse apoyo mutuo.

Cada vez que iban a visitar a la familia (abuelos y tíos), todos decían que los niños estaban muy gordos. Al regresar a casa, invariablemente los ponían a dieta y les daban unas gotas amargas de cierto medicamento homeopático, para adelgazar.

Cuando Sergio tenía cuatro o cinco años, no le bajaban los testículos. Lo llevaron al médico y éste dijo que si no perdía peso, sería estéril. A semejante diagnóstico siguieron dietas realmente estrictas y constantes "profecías" de su madre acerca de que tendría problemas de erección, lo cual le repitió durante toda su adolescencia, justo cuando el autoconcepto y la autoestima están tan vulnerables. Él reconoce cuán ofensivo le parecían aquellas palabras y cuánto le cansaban. Aun en la actualidad, a sus 40 años, esos comentarios persisten: su madre lo sigue viendo gordo y se lo recrimina constantemente. Pero la verdad es que... ¡Sergio ya no está gordo! "Y respecto de aquello... todo está muy bien", informa —refiriéndose a las profecías maternas de sus problemas de erección—, mientras él y su novia ahí presente se miran con complicidad y picardía, y luego me miran lanzando una risita traviesa que suena a campanitas.

"Es doloroso cargar con la etiqueta de 'gordo' como te llaman en la casa y en la escuela", comenta Sergio. A los 11 años empezó a practicar artes marciales y se enamoró de esta disciplina, la cual, dice, le salvó la vida en muchos sentidos. No obstante, al final de sus 20 años, llegó a pesar 150 kilos. Para entonces, dentro de él había una sensación de derrota por su sobrepeso. Se consolaba pensando que siempre habría una talla más grande.

El de la comida y la gordura fue siempre y sigue siendo EL TEMA para la familia de Sergio. Pareciera que la relación entre todos y cada uno de ellos se fincó sobre esta base y no se crearon otros vínculos de comunicación. La comida, el sobrepeso, las dietas, la lucha por perder kilos, se volvieron casi una obsesión.

Le pregunto a Sergio si alguna vez ha entrado en contacto con el dolor porque, como él confiesa, siempre tomó todo a broma. Me responde que desde hace varios años es budista y medita con constancia, que está en paz; aunque reconoce que en su infancia y su adolescencia sí hubo dolor y probablemente entonces, sus bromas eran un mecanismo de defensa.

Dentro de su filosofía de vida como budista, la comida representa algo muy diferente a lo que significaba antes:

> Me mantiene vivo pero ya no es mi sentido de vida. Cuido la calidad de mis alimentos. No le ayudo a nadie si no me cuido; soy más útil a la humanidad si lo hago. La comida es medicina para mi práctica". Tiene gran interés en ayudar a resolver el asunto de la falta de cultura alimenticia y de que la comida deje de usarse como premio, castigo o sustituto de otras necesidades. "En mi familia la nutrición nunca fue prioritaria. Lo que importaba era estar lleno con comida de confort. Ahora entiendo que la obesidad infantil no debería existir. Son los padres quienes llevan la batuta de la alimentación de los chicos. Si mis padres hubieran estado conscientes de eso, mi hermana y yo jamás hubiéramos tenido que enfrentar la obesidad. Pero rastreando el problema hasta mis bisabuelos, creo que nadie se ha preocupado por la nutrición. Eso es algo que yo me he ocupado en cambiar.

Así también hoy en día este atractivo y vital cuarentón, convencido de que el ejercicio lo ayuda a mantener su peso y le aporta muchos beneficios, participa constantemente en carreras de cinco y 10 kilómetros, y mientras escribo este libro, se prepara para correr su primera media maratón.

"Actualmente, cuando ves alguna fotografía de ese niño gordito que fuiste, ¿qué sientes hacia él?", le pregunto… "Amor", responde.

LA HISTORIA DE MARÍA FERNANDA ALCÁNTARA GUTIÉRREZ[2]

"Vivir como una niña con sobrepeso fue difícil. La crueldad de los niños era grande, y la de mi familia también", dice Fernanda, mientras se prepara física y emocionalmente para hablarme de esta parte de su vida. "En mi familia me apodaban *Gordi* y nunca me atreví a pedirles que no me llamaran así. Temía que si lo hacía se enojarían y me responderían: '¡Pues así estás, ni modo que te llamemos flaca!' Cuando estaban frente a otra persona o en un lugar público, con gran temor pensaba: 'Ay, que no me vayan a decir *Gordi* aquí'", porque le avergonzaba mucho.

Sus padres se divorciaron cuando ella tenía dos años y a lo largo de su vida no estuvo en contacto con su padre. Como tantas madres solteras que tienen toda la carga de la manutención de sus hijos encima, porque el irresponsable padre no las apoya, la de Fernanda trabajaba duro de 8:00 de la mañana a 8:30 de la noche. La niña quedaba al cuidado de una chica joven que no tenía la autoridad para educarla en el tema de la comida y, en realidad, en ningún otro. Aunque la chica seguía las órdenes de la madre en cuanto a lo que debía cocinar, Fernanda comía todo lo que se le antojaba y sólo lo que se le antojaba sin que alguien pudiera supervisarla o ponerle límites. Comía bastante y muchos alimentos no saludables.

Cuando Fernanda tenía alrededor de 10 años, su madre comenzó a notar su obvio sobrepeso. Y como "a ella le preocupa mucho lo que diga la gente", según palabras de Fernanda, se dio a la tarea de intentar controlar en alguna medida su tipo de alimentación y las cantidades que comía. Ante esto, sus bien intencionadas hermanas le decían: "Déjala, cuando crezca va a adelgazar". Fernanda estaba segura de que lo que sus

[2] A petición de ella y con su autorización, se usa su nombre real.

tías decían era verdad y de que, como por arte de magia, en unos años perdería el peso ganado. Eso no sucedió.

"Otro conflicto muy grande era que mi mamá es superficial en el sentido de cómo vestirse; le preocupa lo que piense la gente al respecto, y el tema de la ropa era un sufrimiento para mí. Mi ropa siempre era diferente de la de las demás niñas porque no me quedaba la que estaba de moda. Tenía la edad para usar ropa juvenil, pero no me quedaba", me cuenta Fernanda con un tono de voz que refleja los vestigios de aquella frustración que constantemente la acompañaba.

A diferencia de otras chicas, ir a comprar ropa era para ella un asunto angustiante en lugar de ser agradable. Un mes antes, su mamá le decía que en tal fecha irían de compras y tenía que bajar de peso para que le quedara la ropa bonita, pero eso no sucedía. Llegaba la tan temida fecha, entraban en la tienda y ella pasaba al probador con toda la ropa que habían elegido. Lo primero que le decía su mamá al salir era: "Seguramente nada te quedó". A Fernanda esas palabras le dolían muchísimo, no sólo por el comentario en sí mismo, sino también por no poder complacerla siendo la niña vestida a la moda que mamá tanto deseaba. "¡Cómo la veo a la cara y le digo que el pantalón que tanto le gustó y que quiere verme puesto no me queda!", se decía mientras reunía la fuerza para salir del probador y darle a su madre la desalentadora noticia. Terminaban siempre comprando ropa poco agradable, siguiendo el consejo de su mamá de que usara prendas "flojitas". "Hasta la fecha no me atrevo a usar cierta ropa por miedo a que mi mamá diga: '¡Cómo vas a salir con eso!'"

"¡Odio las fotos de esa época! En mi graduación de la secundaria, todas mis compañeras llevaban ropa juvenil y yo un horrible traje amarillo como de una señora de 40 años. Ni siquiera me gusta el amarillo, pero era lo que me quedó." Así eran las cosas... en muchas ocasiones, no le compraban lo que le gustaba, sino lo que le quedaba. "¡No tolero esas fotos!", dice Fernanda con intensidad y casi con desesperación.

Un tío joven vivía con ella y su mamá. Cuando él regresaba de sus asuntos, la llevaba a dar un paseo en el auto, pero el paseo siempre terminaba en ir a cenar. Por las condiciones del trabajo de su madre, su llegada a casa siempre estaba —y hasta la fecha lo está— acompañada de un "¿Qué vamos a cenar?", lo cual no está mal. El problema era el tipo de comida —siempre engordadora— que caracterizaba la alimentación de la familia. Debido a que el tío era muy joven, para ella representaba más una figura de hermano mayor, que de papá. Su relación con él era de juego. Cuando se fijaba una fecha para el tortuoso evento de ir a comprar ropa, con frecuencia él las acompañaba, y como ya trabajaba le decía: "Si bajas de peso para entonces, te compro lo que quieras, no importa cuán caro sea, te lo compro". Por una parte, eso la motivaba, pero también la angustiaba. Llegaba la fecha y no había bajado de peso. No obstante, su tío de todas maneras le compraba lo que ella quería, que terminaba siendo la ropa floja y desagradable de siempre.

Debido a las circunstancias que rodeaban su vida, y por no haber a su lado una figura de autoridad que pudiera supervisarla de cerca mientras su madre y su tío trabajaban, Fernanda fingía comer lo que cocinaba la chica que la cuidaba según las instrucciones de su mamá. Sin embargo, a escondidas tomaba de la alacena o del refrigerador muchas cosas que la engordaban, o iba a la tienda a comprar comida chatarra con el dinero que su madre le dejaba por si se le ofrecía algo. Siempre tenía mucha necesidad de comer, y en los tiempos de espera entre la salida de la chica cuidadora y la llegada de su tío, se sentía muy sola. Los llenaba viendo televisión y comiendo alimentos chatarra.

Los fines de semana, cuando su mamá estaba presente en casa, se destinaban a limpiarla y a ordenarla. Aun cuando ella ya hubiera limpiado y ordenado cajones y gavetas, llegado el fin de semana tenía que hacerlo de nuevo porque así lo indicaba mamá. "No era divertido", dice Fernanda. Una vez terminado el trabajo, dedicaba un rato a abrazarla y a besarla, y luego veían una película. Era tal la necesidad de estar con su madre, que siempre quería dormir con ella y hasta pidió que movieran su cama a su lado. Cuando por razones de trabajo su mamá no pasaba el fin de semana en casa, o si salía a cualquier lugar, Fernanda lloraba mucho. "Aunque supiera que iba a regresar no podía evitar llorar", me dice con su boca, pero sus ojos me dicen mucho más.

En sus intentos por motivarla a bajar de peso, su mamá se ponía a sí misma de ejemplo, contándole que cuando era una joven de su edad, ella imponía la moda. Que sus abuelos y sus tíos siempre le traían el pantalón de moda y se veía muy pero muy bien. Fernanda comprobaba sus historias al ver sus fotografías de joven, bonita y delgada, y se sentía realmente mal e inadecuada por no ser como ella. "Como mencioné, mi mamá es muy de la imagen y del 'qué dirán', y aunque nunca lo dijo con esas palabras, sé que le avergonzaba tener una hija gorda como yo. Siempre me comparaba con otras niñas, diciéndome: 'Mira ella, qué bonita, está delgada, le queda muy bien su vestido'."

Es interesante hacer notar que, aunque por un lado su mamá le insistía en que bajara de peso, por el otro el refrigerador y la alacena estaban llenos con toda clase de comida engordadora y refrescos embotellados de cola, que los fines de semana surtía para que la niña tomara lo que quisiera.

Curiosamente, en todas las fotografías de su padre que Fernanda ha visto, él aparece comiendo. Sus hábitos alimentarios nada sanos le acarrearon también un sobrepeso. Fernanda dice que la foto que más recuerda es una que fue tomada poco antes de que su papá se fuera, cuando ella tenía dos años. En ella, él está con un gran plato de enchiladas, la boca repleta hasta el límite y el tenedor cargadísimo junto a ésta, como apurando el enorme bocado que ya está ahí, para que llegue su turno de entrar.

En la escuela secundaria Fernanda se integró a un grupo de baile que tuvo que dejar casi de inmediato porque debido a su sobrepeso se lesionó la rodilla. Sin embargo, en el equipo de voleibol era buena y fue elegida para formar parte de la selección de la escuela. Aunque este deporte y las competencias le encantaban, le lastimaba mucho escuchar los comentarios de otras estudiantes que decían a sus espaldas: "¡Ay, mira a esa gorda! ¿De veras juega? ¿A poco puede moverse?" Entonces, mejor dejó el equipo y se quedó en casa a ver televisión y a comer, lo cual era más seguro y le evitaba confrontar estas situaciones que tanto la lastimaban.

Es interesante notar que el asunto de su sobrepeso y todo lo que eso conllevaba no la limitó para tener muchas amigas y nunca se sintió rechazada por las más cercanas, aunque sí por el resto de sus compañeros. De hecho, era bien aceptada por las chicas más populares de la escuela, siendo por lo general la líder del grupo. No obstante, me cuenta que siempre sentía envidia de ellas por su cuerpo delgado y bello.

Y llegó la época de los novios. Cada una de sus amigas tenía el suyo. Fernanda, no. Muchas veces pasó por la dolorosa situación de que el chico que le gustaba le decía: "Fer, quiero hablar contigo". Ella se ilusionaba y emocionaba pensando que tal vez se le iba a declarar, pero lo que el susodicho quería era que le ayudara a conquistar a su amiga, que le gustaba. Sobra decir lo doloroso que era para Fernanda conformarse con ser el Cupido entre su amiga y el chico que hubiera querido para ella, al cual tendría que ver todos los días como pareja de aquélla. Llegó el momento en que perdió el interés por los muchachos y pensaba que no tenía caso permitirse que alguno le atrajera, porque seguramente terminaría siendo novio de una de sus amigas.

Cuando Fernanda comenzó a madurar, iniciaron también sus esfuerzos por bajar de peso. Ya no era la presión de la familia, sino su propia convicción lo que la movía. Preocupada porque a su joven tío le encontraron altos niveles de ácido úrico, se realizó estudios y éstos también revelaron niveles más altos de lo normal: pruebas fehacientes de los insanos hábitos alimentarios de la familia. Ante estos resultados, Fernanda se confrontó a sí misma: "¿Qué sucede? ¡Ya pasó la fecha en que mis tías decían que iba a adelgazar sólo con crecer y no ha sido así!" Y entonces tomó conciencia de que debía hacer algo al respecto.

En casa comenzó a haber menos carne, cervezas y refrescos embotellados, y más alimentos sanos. También acudió a un centro de control de peso que al principio pareció darle muy buenos resultados, pero al paso de los meses tuvo un marcado rebote y una fuerte anemia, ya que al parecer las personas encargadas de su tratamiento no eran profesionales certificadas.

En su solitario empeño por adelgazar, y siendo ya una adolescente en la escuela preparatoria, decidió omitir el desayuno por completo. Su primera comida era a las 3:00 de la tarde y consistía en papas fritas y un refresco. No tomaba agua en absoluto y recuperó 10 de los kilos que había perdido. Con la llegada de ellos se fueron su motivación y el ya debilitado interés por vestirse de forma agradable. Su vestuario cotidiano se limitó a *jeans*, sudadera y tenis. Odiaba que su mamá le dijera que irían a algún lugar o a alguna fiesta porque eso significaba que tendría que vestirse "bien" y con ello vendría el angustiante proceso de tener que ir a comprar ropa.

En la actualidad, su mamá ya no insiste en el asunto del peso. Su postura es: "Es tu vida, tú sabes lo que haces con ella. Estoy segura de que harás lo mejor para ti. Si a ti te gusta estar así, está bien; pero que sea porque realmente te guste. Sin embargo, hay algo que se llama salud, algo que se llama infarto y algo que se llama apariencia". Para Fernanda estos comentarios de su madre ya no son sinónimo de presión, sino de motivación para que tome conciencia. Hoy en día, su mamá también la retroalimenta y le dice cosas que la hacen sentir muy bien. Y como cada ser humano que carga su historia, Fernanda trabaja todos los días en actividades que tienen que ver con la superación personal, en un genuino intento por disfrutar la vida, sacarle el mayor provecho posible y, de paso, apoyar a otros para lograrlo.

LA HISTORIA DE ELENA[3]

"Muchas gracias por darle a mi niña la oportunidad de hablar. Tener la posibilidad de expresarme acerca de esto con todas sus palabras tal cual son, es muy útil y sanador, porque como tener sobrepeso es algo socialmente inaceptable, lo tapamos, lo callamos y a muchos nos afecta y nos deja profundas huellas", me dijo Elena visiblemente emocionada cuando iniciamos la entrevista.

Ella es una vivaz treintañera, hija única de un matrimonio que se disolvió cuando tenía siete años y su padre se fue con otra mujer. Tuvo muy poco contacto con él, siempre por iniciativa de ella. Sentía una constante y gran necesidad de verlo. "Él era mi superhéroe; con él todo era divertido", dice con una mezcla de nostalgia y dolor en su voz. Mucho tiempo estuvo enojada con su mamá porque sentía que ella era la culpable de que su héroe se hubiera ido. (En una etapa del proceso de duelo ante una pérdida, necesitamos encontrar a alguien a quién culpar.) Con el paso del tiempo, se reconcilió con ella y comprendió que en realidad había sido su papá quien decidió irse. Y ya nunca fue fácil verlo. La dejaba plantada, no cumplía sus

[3] A petición de ella, se ha cambiado su nombre real.

promesas, cambiaba los planes que tenían y muy rara vez le daba un regalo de Navidad o de cumpleaños; éstos solían venir de parte de su abuela, de su tía o alguien más, no de su papá. Todo esto la llenaba de frustración, desilusión y tristeza.

Y la vida siguió su curso... Elena tomó conciencia de su sobrepeso desde la primaria, gracias a los comentarios de sus compañeros: "¿Tú por qué estás gorda? ¿Comes mucho?", la cuestionaban. Ella cree que algunos sólo lo decían por querer entender la diferencia, pero la mayoría de las veces lo hacían por molestarla.

Elena acudía a un colegio particular de niños de nivel medio alto, al cual sentía que no pertenecía. "No encajaba en el aspecto económico, ni en el físico", comenta. Estaba inscrita en esa institución porque su mamá trabajaba ahí como maestra y le ofrecieron una beca para ella, lo cual aligeraba enormemente la carga de su madre, ya que tenía que mantener a la niña y sacarla adelante en todos los sentidos, sin el apoyo de su ex esposo. (¡Qué le pasa a esos hombres, caramba!)

Elena se sentía diferente de sus compañeros en casi todo; ya fuera que se tratara de los lugares donde vacacionaban, las clases especiales, los autos en los que llegaban a la escuela o la ropa de marca que usaban, ella simplemente no encajaba.

El rechazo de sus compañeros por su sobrepeso era intenso. "En aquel tiempo no se hablaba del *bullying*,[4] pero eso era lo que hacían conmigo", dice, y tiene toda la razón. Le pido que me cuente un ejemplo muy concreto, y visiblemente conmovida me dice que por ser de piel muy blanca y de cabello negro, cuando cursaba el sexto grado de primaria su maestra la llamaba cariñosamente *Snow White* (*Blanca Nieves*). Sus compañeros, tomando la tonada de una pieza musical que estaba de

[4] *Bullying* es el abuso o maltrato que se da entre compañeros de escuela. Éste se presenta a lo largo de un determinado tiempo y en forma repetitiva. Puede ser psicológico, verbal o físico. Las estadísticas demuestran que el tipo de violencia más común que caracteriza al *bullying*, es la emocional.

moda, le compusieron una cruel canción que decía: "*Snow White* va a tragar"; se la cantaban una y otra vez, acompañada por supuesto de risitas, miradas cómplices y burlas que la bombardeaban por todos los flancos, haciéndola sentir realmente mal.

Le pregunto qué hacía cuando le cantaban; "Me cerraba", dice. La vergüenza y el dolor eran tan fuertes que se congelaba. Ningún adulto se enteró. Movida por una convicción inconsciente de que al minimizar el hecho sentiría menos dolor, nunca le dijo a nadie lo que estaba viviendo, ni siquiera a su mamá.

Como resultado de su trabajo interior para elevar su autoestima y sanar las heridas de esa etapa de su vida, Elena ha realizado procesos de análisis e introspección, que la llevaron a darse cuenta de que los niños gordos se sienten obligados a compensar "su defecto" volviéndose tiernos, serviciales, chistosos o aplicados. Eso les permite ser aceptados en alguna medida e, incluso, necesarios. Elena se volvió muy aplicada, por lo que sus compañeros se acercaban a ella para pedirle ayuda; eso la hacía sentir bien y le daba un lugar en el grupo. Asimismo, su inteligencia y sus buenas notas le acarrearon la simpatía de algunos compañeros, que incluso hasta la defendían de vez en cuando ante las burlas de otros. No obstante, no tenía relaciones profundas ni permanentes con ninguna amiga, sintiéndose siempre muy sola.

Un día, una compañera la cuestionó durante un buen rato acerca de su sobrepeso: "Pero ¿por qué? ¿Comes mucho? ¿Por qué estás gorda?", le repetía una y otra vez. Abrumada, y para quitarse de encima esa confrontación que la angustiaba, Elena le respondió que era porque lo había heredado de su abuela. La compañera le pidió que le llevara una fotografía para verla e insistió durante varios días. "Fue muy fuerte ese momento, era como si yo buscara a alguien a quien echarle la culpa de mi obesidad." Elena nunca llevó la fotografía porque, aunque era verdad que la abuela tenía sobrepeso, no quería cargar con el pensamiento de que también ella era gorda. "Ya era suficiente conmigo", dice.

Un hecho interesante, que analizaré ampliamente en el siguiente capítulo, es que el padre de Elena tiene un marcado sobrepeso. "Come muchísimo y come mal; cosas engordadoras", me informa ella.

Llegó la época de los novios. "No podía imaginar que yo le fuera a gustar a alguien. Cuando sentía atracción por algún chico, sabía que era sólo un sueño irrealizable, porque seguramente no sería correspondida. Los novios que tuve fueron los 'feítos', porque era a los que podía aspirar. Uno así sí me haría caso. Normalmente no me atraían, pero si yo les gustaba los tomaba antes de que cambiaran de opinión. "Si te me vas tú, de aquí a que llegue otro..."

En ciertas etapas de su vida adulta, Elena ha bajado mucho de peso; incluso llegó a un peso más bajo de lo adecuado para su estatura, lo cual preocupó mucho a su familia. Esa extrema pérdida de peso se debió a la prescripción de pastillas que le quitaban el hambre. Llegó a bajar 30 kilos en cuatro meses.

Su actitud cambiaba mucho en los periodos de bajo peso. Su amiga le decía en broma que cuando estaba gorda entraba a la disco escondiéndose y "por la puerta de atrás", y cuando estaba delgada, entraba abriendo plaza, como diciendo: "¡Aquí estoy!" No obstante, en el fondo Elena aún se sentía gorda, inadecuada e indigna de tener una relación con los chicos guapos.

Después de cada periodo de peso bajo, le tomaba unos dos años recuperarlo. No se daba cuenta hasta que era imposible ignorar el hecho. Elena me habla con detalle de un proceso que ha descubierto que le sucede; me lo cuenta en segunda persona, como hablamos cuando inconscientemente preferimos no entrar en contacto con el sentimiento que, al hablar en primera persona, nos reactiva. "Hay un punto —dice— en el que todavía puedes detenerlo; haces ejercicio, te cuidas un poco y aún lo puedes controlar. Cuando pasas ese punto llega la depresión y, como consecuencia, comes más y entonces ganas más peso, por lo cual te vuelves a deprimir, y así sucesivamente, en un círculo vicioso que parece interminable. Llega un momento en el que te das cuenta de que tienes la partida perdida; te das por vencida, pierdes la esperanza y la motivación, y empiezas a convencerte de que lo que haces está bien, de que para eso es la vida, para disfrutarla, y si no puedes comer lo que quieres, entonces para qué quieres vivir. Y además de esta constante lucha interna (que me ha acompañado desde niña) todavía tienes que ser linda, sobresalir en lo que haces y mostrarle a los demás que estás contenta. Esto sigue y sigue, hasta que algo pasa o hasta que la vida te jala las orejas."

Lo que la ha hecho salir de estas etapas de rendición es su fuerte yo interno. Así, un día toca fondo y se da cuenta de que ya no puede más, de que se siente realmente cansada de batallar todos los días con la decisión de qué ropa ponerse, de percatarse de que se le sale la panza y de que su atención esté todo el tiempo puesta en la comida y los factores relacionados con ella.

Elena y su mamá han abordado muchas veces el tema del sobrepeso, pero nunca el de esa lucha interior que la ha acompañado toda la vida. Su madre nunca la ha presionado para que adelgace. Ella vivió una infancia de escasos recursos; comía cuando había y lo que había, sin saber en qué momento volvería a hacerlo. Cuando creció, a fuerza de valentía y trabajo duro, y de la mejor manera que pudo, se forjó una vida digna para sí misma y para su hija. No obstante, en realidad no tenía información sobre lo que era alimentarse adecuadamente porque nunca lo vivió en su infancia. Como compensación a las carencias que vivió de pequeña, le daba a Elena todo lo que quería y se le antojara. Con el paso del tiempo, ambas han ido aprendiendo cómo alimentarse, dejando de lado las latas y la comida insana; ahora su alacena alberga productos muy diferentes de los que consumían antes, aunque no han podido erradicar su gusto por los refrescos embotellados.

Aun siendo tan joven, el año pasado le diagnosticaron piedras en el riñón y miomas en el útero, así como colitis aguda y problemas en un pulmón debido a su consumo de tabaco. "Fue algo muy fuerte para mí y tuve que pedirle perdón a mi cuerpo por todo lo que le había hecho", dice. Ya lleva un año sin fumar y se sometió a un tratamiento naturista de desintoxicación.

En este momento de su vida, Elena ha retomado el proceso de trabajar para perder los 10 kilos que ganó en los últimos dos años, al inicio de los cuales se estaba manteniendo en un buen peso y por lo cual se sentía contenta.

Un buen día, hace cuatro meses, se preparaba para salir y descubrió con horror que de todo su guardarropa ya no le quedaba más que un pantalón. Se dijo: "¡Se acabó!, tengo que poner un alto a esto" y regresó al proceso de aprender a comer. Ha bajado cuatro kilos de esos 10. "Voy lento porque quiero que ésta sea la última vez. No importa cuánto me tarde, pero ya no quiero volver a pasar por lo mismo porque es muy cansado... muy cansado..."

Con la voz entrecortada por la emoción me dice: "¿Sabes qué es maravilloso, Martha? Que empiezo a conocer partes de mí que no conocía". Sumamente conmovida, se detiene unos momentos y continúa: "Es triste y bonito a la vez; es un choque porque de pronto, al bañarme, ya me veo los pies, o a la hora de cruzar los brazos ya no me recargo en la panza; ya no hay celulitis y el 'gordito' de la espalda ha disminuido. Pueden parecer cosas simples, pero para mí son muy importantes. Meter la mano al pantalón y que quepa, y hasta sobre espacio, o ponérmelo sin tener que acostarme para forzar el *zipper*, son detalles maravillosos de la vida. Algo con lo que toda la vida tendré que luchar es el dejar de decirme que siempre he sido gorda y siempre lo seré. Sé que cuando tenga que enfrentar algo difícil en mi vida, podría recaer en mi obsesión por comer", dice Elena, con su piel blanca un tanto sonrojada ante las intensas emociones que el hablar del tema le despiertan.

Ella está muy interesada en que se entienda que comer en exceso es como una adicción porque quiere que se tome muy en serio y no como algo con lo que se puede jugar. "Que no se confíen, porque cuando yo lo he hecho es cuando vuelvo a ganar peso. Y así como un adicto puede aprender a no consumir drogas o alcohol, aun en etapas duras, también se puede aprender a manejar bien el consumo y la relación con la comida, aunque haya etapas difíciles."

Elena reconoce que tiene una gran necesidad de aceptación de la gente y que todavía no se siente merecedora de un hombre que la ame y al que le guste. Le pregunto qué falta. "Es el físico", me responde. "Si yo bajara de peso, si hiciera más ejercicio, si me cuidara más..."

LA HISTORIA DE NORA[5]

"Desde que tengo memoria siempre fui gorda, siempre fui la gorda de la familia; siempre he tenido de 12 a 36 kilos de sobrepeso", me dice Nora justo después de que le explico que usaré el término *gorda* con todo respeto, y no otro, porque quiero mantener toda la carga emocional y social que esa palabra conlleva. Ella lo comprende perfectamente y me muestra su acuerdo.

Nora creció en un entorno de gordos; mamá, papá, hermano, abuelos, bisabuelos, todos lo eran. Su educación alimenticia obedecía a estas convicciones: servir raciones muy abundantes, comer todo hasta dejar el plato vacío y prohibido decir: "No quiero".

[5] A petición de ella, se ha cambiado su nombre real.

Todo regalo que se hiciera a Nora y a su hermano con motivo de su cumpleaños, de Navidad o de cualquier otra celebración, consistía en chocolates y dulces, más que en juguetes o ropa.

Su madre era, y sigue siendo, muy unida a sus hermanas, las cuales tienen hijas casi de la misma edad que Nora. Resultaba muy doloroso para ella convivir con sus primas, pues eran muy delgadas, y notaba la diferencia con ellas en todo su esplendor en las múltiples fotografías familiares. Su hermano, tres años mayor que ella, también era gordo, pero a los nueve años de edad bajó de peso y nunca más lo recuperó. Me pareció interesante este hecho y le pregunté a Nora a qué se había debido el cambio de su hermano. Encontré su respuesta aún más interesante: un día, sus padres y sus tíos se reunieron para hablar, preocupados porque, siendo el niño el único hombre, entre tantas mujeres, temían que si seguía gordo se volviera afeminado, por lo cual se dieron a la tarea de hacer todo lo que estuviera en sus manos para que el chico bajara de peso.

Como sucede con los niños gordos, Nora recibía burlas y sobrenombres humillantes como el de un compañero de escuela que le puso *Agente Superelefante*, o los que le decía su hermano: barril, marrana, tonel, cochina, cerda; además, con frecuencia era secundado por sus delgadas primas.

No obstante, los momentos más humillantes no fueron esos, me dice Nora, sino los que se suscitaban durante la cena de Navidad o en cualquier otro evento en que se reunía toda la familia que venía de fuera. Justamente cuando ya estaban todos presentes, su papá le preguntaba con un volumen suficientemente alto para que los demás escucharan: "¿Todo eso vas a comer?"; acto seguido todos volteaban a verla y ella se sentía profundamente avergonzada y humillada. En su interior, sentía enormes ganas de confrontar a su padre por esperar intencionalmente a que todos estuvieran presentes para humillarla en voz alta. También quería decirle algo como:

"¡Mírate!, tú también estás gordo" o "No mires mi plato, voltea a ver el tuyo", pero haberlo hecho hubiera sido inaceptable; papá era la autoridad absoluta y de ninguna manera estaba permitido replicarle. A Nora sólo le quedaba permanecer callada, soportando la vergüenza de sentir todas las miradas sobre ella y su plato. Entonces sólo comía un par de bocados, se disculpaba y se iba a su recámara.

Otros momentos de gran vergüenza ocurrían cuando salían a comprar el uniforme escolar; la encargada de la tienda y su madre le probaban una talla, luego otra más grande, después "la más grande" y al final... tenían que mandar a hacer uno especial porque ninguno le quedaba. A estos sucesos le seguían citas con médicos y nutriólogos que le imponían dietas desequilibradas y muy difíciles de seguir. Por ejemplo, una de estas tres opciones: una pequeña pechuga de pollo asada con un caldo, seis camarones a la plancha con un poco de ensalada o medio sándwich de jamón y queso. Nora se sentía muy presionada por seguir la dieta y, peor aún, porque si no bajaba el peso indicado por el doctor entre una cita y otra, éste la obligaba a arrodillarse ante él y decirle: "Perdón, doctor, porque no bajé de peso". A este humillante trato se agregaba el hecho de que su familia, en lugar de apoyarla de alguna manera para seguir una dieta que más bien parecía un castigo, comía toda clase de alimentos frente a ella y le advertían: "Tú no, tú estás a dieta". Ese "¡Tú no!" fue para Nora la frase más dolorosa que no sólo quedaba ahí sino que también se escuchaba detrás de muchos actos de sus primas y sus amigas, los cuales mencionaré más adelante.

Durante toda su infancia, Nora sintió que su hermano era el favorito de su mamá, lo mismo que su prima mayor. La relación con su padre siempre fue y sigue siendo de mucho choque. Más que su madre, es él quien siempre la presiona, constantemente y sin descanso, para que baje de peso. Los caminos que ha usado durante más de 30 años (los cuales por cierto nunca funcionaron, ni funcionarán) han sido las críticas: "Mira qué gorda estás", "No te quedes acostada, levántate a hacer algo", "No comas tanto, ¡mira tu plato!", "Haz ejercicio"...

Como sucede en la casa de todos los niños gordos, en la de Nora también había abundante comida chatarra y engordadora. "Sí era un ambiente de gordos, pues había comida para gordos", me dice muy atinadamente. Piensa que como en su casa no se les permitía expresar sus sentimientos porque "sólo los débiles lo hacen", ella se atiborraba de alimentos chatarra (que también compraba en la tienda de la esquina) y los comía a escondidas en su cuarto. Si no podía expresarse, acallaba sus sentimientos con comida: comer, comer y comer, en lugar de decir lo que sentía.

En la escuela convivía constantemente con sus primas, quienes, por ser casi de su misma edad, cursaban más o menos los mismos grados. En muchas ocasiones recibió el rechazo de ellas y de sus compañeras, al no ser invitada a sus fiestas.

Un día su prima y algunas amigas organizaron una reunión y las escuchó decir: "No invites a Nora porque está muy gorda y siempre quiere estar comiendo; nos va a dejar sin comida a nosotras". Aquel comentario le dolió muchísimo, pero en el fondo pensó que tenían razón y no merecía que la invitaran.

Cuando llegó a la adolescencia, Nora se convirtió en la "amiga" (no la novia) de los chicos que le confiaban cuál de sus amigas les gustaban, la chaperona de las chicas que tenían pareja y el comodín que acompañaba a las amigas y a las primas; "al fin y al cabo ella no tiene novio". Cuando iba con las chicas a las fiestas de quince años, todas bailaban, pero ella siempre se quedaba sentada porque ningún chico la invitaba. Durante las vacaciones, su tía, que tenía una casa de verano, invitaba siempre a su prima, que tenía su edad, a pasar unas semanas allá, pero a ella nunca le extendió la invitación. Detrás de todos estos sucesos que vivió durante su infancia y su adolescencia, Nora escuchaba en voz alta el dolorosísimo mensaje implícito que había detrás: "¡Tú no!"

Por tales motivos, se aisló socialmente y se refugió en la lectura: "Un libro nunca me rechazaría por ser gorda y siempre estaría conmigo incondicionalmente. Si un chico me gustaba y él ni siquiera volteaba a verme, un libro jamás me ignoraría, ni me juzgaría", dice Nora, mostrando en su voz esa especie de alivio que encontró en los libros en aquella época.

A los 19 tuvo su primer novio; un hombre 14 años mayor que ella, divorciado y con un hijo. Esa relación duró sólo un par de meses, debido a las altas exigencias que el hombre ejercía sobre Nora, a las que no pudo responder. Poco tiempo después comenzó a salir con un chico que al principio parecía ser un buen partido, pero luego comenzó a mostrar conductas de abuso y maltrato, tanto físico como psicológico. Este último tipo de humillación se manifestaba en la gran cantidad de palabras y actitudes denigrantes con las que se dirigía a ella, aunado al maltrato físico. Cada vez que Nora intentaba terminar la relación, él la amenazaba con matarla o con suicidarse. Ante estas amenazas que le causaban pavor, llegó a pensar en quitarse la vida para escapar de esa relación.

Como sucede en las relaciones de abuso, Nora, al igual que casi todas las mujeres que lo padecen, se guardaba en secreto el maltrato y las amenazas. Aunque vivía en una ciudad donde la temperatura puede alcanzar 40 grados centígrados a la sombra, se vestía con *jeans* y blusas de manga larga para ocultar los moretones provocados por su novio.

Tras dos años de soportar esa situación, quiso el destino que su padre fuera transferido a otra ciudad por la empresa en la que trabajaba. Esto representó la liberación de Nora; al mudarse con su familia, de la noche a la mañana desapareció de la vida de su novio abusador, asegurándose de que no supiera su nuevo domicilio ni su teléfono.

En esa época terminó su tesis profesional y consiguió un empleo que le permitió conocer a mucha gente nueva. Tiempo después comenzó una relación con alguien que ejercía una sutil forma de maltrato: la ignoraba, coqueteaba con otras mujeres cuando estaba con ella y le era infiel. Un día Nora tuvo suficiente y terminó con él. Casi al mismo tiempo, y debido a varios factores, renunció a su empleo, lo cual provocó que cayera en una profunda depresión, que trataba de aliviar comiendo, comiendo y comiendo.

La presión que su padre ha ejercido sobre ella desde que tiene uso de razón para hacerla bajar de peso y "cambiarla", se intensificó de manera desmesurada durante este tiempo: "Estás gorda, haz ejercicio, levántate de la cama, deja de comer, estudia otra carrera, cursa una maestría... El día que hagas exactamente lo que yo te digo vas a ser feliz y todos seremos inmensamente felices". Nora se muestra muy acongojada cuando me cuenta esto, y continúa: "Mi relación con mi papá siempre ha sido muy conflictiva; él espera demasiado de mí, sólo me ve como una gorda inútil. Añoro que algún día me diga que está orgulloso de mí, pero nada de lo que hago le parece bien. Simplemente, no puedo cumplir sus expectativas".

A casi todos esos "encontronazos" que ocurren entre Nora y su padre, le siguen varios días o incluso semanas durante los cuales no se dirigen la palabra. Después se reconcilian, terminan llorando, pidiéndose perdón por lo que se dijeron mutuamente y estableciendo acuerdos de apoyo como: "Lo superaremos juntos" y "Yo te voy a ayudar". "Pero esa ayuda —me cuenta Nora— significa: 'Yo te doy el dinero, tú ve al nutriólogo y baja de peso'."

En fin, volviendo a aquella etapa de depresión que aquejaba a Nora, una persona conocida le habló de una clínica de rehabilitación para codependientes. Ella, consciente de que su relación con su padre era de extrema codependencia, se internó en dicho centro y se involucró en un profundo proceso de trabajo personal que la llevó a darse cuenta de muchas realidades que le impactaron sobremanera. Comenzó a entender que ella era responsable de sí misma y de todos y cada uno de sus sentimientos y sus emociones, así como de que sólo a ella le correspondía dejar de sentirse víctima de las circunstancias, de su padre y de la vida en general. Tomó conciencia del enorme peso y el dolor que sentía, provocado por las burlas y el rechazo por su sobrepeso, y aprendió a entrar en contacto con todos sus sentimientos reprimidos.

Poco después conoció al que ahora es el padre de su amada hija, y de quien se enamoró perdidamente. Se embarazó de él y, por razones que sólo a ellos incumben, decidieron separarse. Cuando le anunció a sus padres que estaba embarazada, hubo fuertes reacciones de parte de toda su familia: críticas, juicios y rechazo. Como madre soltera sobrellevó su embarazo lo mejor que pudo y, como consecuencia, ganó mucho peso. Regresó a aquella ciudad en la que vivió de niña y ahí se reencontró con buenas amigas, que la aceptaron como era, lo cual fue muy importante y refrescante para ella. Acudió con una nutrióloga y logró bajar 30 kilos. Su relación con su papá y la extrema presión que él ejerció siempre sobre ella, pareció mejorar por un tiempo, pero pronto volvieron a lo mismo: comenzó a vigilarle la comida y a criticarla, pero ahora agregaba: "Eres un ejemplo para tu hija".

Aproximadamente a los seis años de edad su hija comenzó a subir de peso, lo cual hizo que Nora se sintiera muy culpable. Al vivir en un ambiente de adultos con malos hábitos alimentarios, la niña comenzó a comer raciones de adulto y alimentos altos en carbohidratos y calorías. La abrumadora presión ejercida por el padre de Nora se extendió también a la nieta, a quien le decía cosas como: "¿Ya terminaste de comer? Ahora ve a saltar la cuerda". Si la niña estaba en la alberca jugando, el comentario era: "Ponte a nadar, no estés jugando, dale 50 vueltas". Me cuenta Nora: "Mi papá le toma la panza a mi hija y, mientras se le desfigura la cara, le dice: 'El día que tú te deshagas de esto yo voy a ser inmensamente feliz'". Así pues, Nora, y ahora también su hija, viven cada día sometidas a los intentos de control de aquel hombre que a toda costa quiere que ellas bajen de peso. Al parecer, ha convertido esto en su sentido de vida.

La madre de Nora perdió muchos kilos hace 20 años y en la actualidad se conserva sana y esbelta; por su parte, desde que adelgazó a los nueve años, su hermano nunca volvió a subir de peso. Respecto de las críticas y las burlas de éste, hace muchos años que cesaron, aunque, dice Nora, "hay días en que a la hora de la comida no puede evitar preguntar si lo que estoy comiendo está permitido en mi dieta".

Nora tiene ahora 40 años y en los últimos dos, "porque lo que más amo en este mundo es a mi hija", ha perdido 30 kilos de los 38 que le sobraban y no está dispuesta a volver a recuperarlos. Lo que la motivó para hacer este cambio de una vez por todas fue el hecho de que hace dos años llevó a su hija con el médico porque había alcanzado un sobrepeso de 28 kilos. Le diseñaron una dieta y Nora le dijo: "Mi amor, tú y yo vamos a hacerla juntas". Y es que ella recuerda que en su infancia, como mencioné, siempre estuvo sola siguiendo aquellos tortuosos regímenes alimentarios a los que la sometían, mientras que toda la familia comía cosas deliciosas y ella tenía que conformarse con sus seis camarones o su medio sándwich. Muchas veces optaba por ir a la cocina a comer sola para no ver. Esa frase excluyente: "Tú estás a dieta, no puedes comer esto", jamás la escuchará su hija. "Todavía tiene 10 kilos de sobrepeso, pero ya bajó 20 y me siento muy orgullosa de ella", dice Nora.

"Sigo en mi lucha interna día a día. A mi papá no le importan mis logros. No ve los 20 kilos que ya perdió mi hija, sino los 10 que le faltan; no ve los 30 que yo ya perdí, sino los ocho que faltan. Mentalmente aún soy gorda, me veo en el espejo y me sigo viendo así, no tengo una imagen de mí misma delgada porque nunca la he visto…"

Hay mucho que retomar… mucho que reflexionar sobre los casos recién presentados que, insisto, se parecen a las experiencias de millones de personas. En el siguiente capítulo lo haremos, a la luz de los importantes conceptos que es indispensable analizar para comprender las dinámicas profundas de relación —casi todas inconscientes— que se presentan en la familia de los hijos gordos. Vayamos de la mano con Sergio, María Fernanda, Elena y Nora, con el mismo respeto con el que nos hemos adentrado en sus vidas como niños gordos y con la misma gratitud por permitírnoslo.

2

La comunicación en la familia de los hijos gordos y análisis de las historias presentadas

Hay mucho que aprender de las historias que conocimos en el capítulo anterior. Cabe mencionar una vez más que para cada uno de sus protagonistas significó mucho poder hablar en este libro de su infancia teñida por la constante preocupación de su sobrepeso y de todo lo que esto conllevó.

En este espacio nos abocaremos a analizar las dinámicas de relación que tan comúnmente se presentan entre los miembros de la familia de los hijos gordos, las cuales, por ser más inconscientes que conscientes, con frecuencia pasan inadvertidas. Hacer consciente lo inconsciente, sacar a la luz lo que está oculto, trasladar al frente lo que traemos en la nuca para poder verlo (expresiones metafóricas que me gusta utilizar) es el primer paso indispensable para lograr cambios profundos, sanos y permanentes en cualquiera que sea el asunto que nos interesa o el problema que nos aqueja.

Las dinámicas familiares de los casos presentados, así como de los de la mayoría de las familias donde hay hijos gordos, están plagadas de paradojas, dobles mensajes, secretos, expectativas irreales, codependencia y estrategias inconscientes encaminadas a mantener la homeostasis o el equilibrio de la familia.

Si bien todo lo mencionado también se da en muchas familias que no tienen hijos gordos, en este libro pretendo analizar estas dinámicas de comunicación, a la luz del tema que nos ocupa y en relación exclusiva con él.

PARADOJAS

"Se entiende por paradoja una proposición que sea a la vez verdadera y falsa, o una premisa de la que surjan conclusiones contradictorias siguiendo un proceso correcto de deducción. Hay varios tipos de paradojas: lógicas o lógico-matemáticas, semánticas, pragmáticas y existenciales."[1]

Nosotros revisaremos las paradojas pragmáticas porque, a diferencia de las demás, éstas tienen consecuencias que afectan a la gente. Las paradojas pragmáticas se presentan en las relaciones entre las personas y tienen efectos poderosos en quienes quedan atrapados en una, afectándolos de manera importante en diversos aspectos de su persona y de su vida, y provocando reacciones en su conducta, en su estado emocional y en su pensamiento.

Un aspecto de la paradoja pragmática es el llamado "doble vínculo", que fue "descubierto" en 1956 y ampliamente estudiado por Gregory Bateson y su equipo de colaboradores.

Posteriormente, continuó el estudio profundo de estas paradojas en la comunicación, llevado a cabo por varios investigadores en el área de la psicología y la comunicación humana, entre los que destacan Paul Watzlawick y Milton Erickson.

[1] Paul Watzlawick, *Teoría de la comunicación humana*, Buenos Aires, Tiempo Contemporáneo, 1981, p. 174.

El "doble vínculo", pues, se caracteriza por tres condiciones:

1) Ocurre en una relación en la que hay fuertes lazos emocionales y que a su vez es sumamente importante para la supervivencia y la satisfacción de necesidades como la seguridad, la pertenencia y el afecto.
2) En dicha relación, la persona que tiene mayor poder emite mensajes opuestos y contradictorios; es decir, en el nivel de las palabras (el verbal) un mensaje y en el nivel de los actos (el no verbal), el contrario.
3) La persona que recibe los dobles mensajes debe hacer A y también debe hacer B, lo cual entra en conflicto con A. Pero no puede "escapar" de la contradicción, porque no se le permite comentario o cuestionamiento alguno al respecto, o porque no se da cuenta de esta contradicción en la que quedó atrapado, o sencillamente porque es un niño y a ellos no se les permite reclamar, confrontar o hacer notar sus errores a los adultos.

La repetición continua de estos mensajes contradictorios afecta de manera muy importante el estado emocional de la persona que está atrapada en ellos, causando angustia, confusión, miedo, frustración, que pueden llegar a niveles intolerables.

Los casos que presenté en el capítulo anterior están plagados de estos dobles vínculos.

En el caso de Sergio, por ejemplo, en el nivel verbal sus padres le decían constantemente que estaba gordo y que debía adelgazar, pero en el nivel no verbal, el de los actos, le ponían enfrente hamburguesas, papas fritas, refrescos, pasteles, litros de helado y toda clase de comida engordadora. Lo hacían aunque todos sabían que eso traería la indeseable consecuencia que los padres tanto repudiaban: engordar.

Peor aún, esos alimentos engordadores eran ofrecidos a Sergio como un premio y eran como un símbolo de la unión y el disfrute familiar, haciendo todavía más confusa la situación para él. Esto se relaciona con otro tipo de paradoja pragmática llamada "ilusión de alternativas", según la cual pareciera que la persona, en efecto, puede elegir entre dos alternativas pero, sea cual sea su elección, pierde.

Por ejemplo, muy en el fondo, Sergio y toda su familia sabían que esa comida y el helado que se le ofrecía como premio o como parte del disfrute y la unión familiar, lo engordarían; y con ello vendrían la crítica, los comentarios humillantes, el repudio de sus padres a su condición de obeso y las aborrecidas dietas. Pero él no podía decir que no, porque de haberlo hecho se le habría considerado malagradecido o ingrato por no valorar el premio y por estropear los momentos de disfrute familiar. ¿Cómo iba a rechazar el premio que sus padres le ofrecían? ¿Cómo iba a arruinar el domingo familiar al no participar en las comilonas que lo acompañaban? El meollo de la "ilusión de alternativas" se encuentra en el hecho de que hiciera lo que hiciera, perdería. Si comía, perdía; si no comía, también.

En el caso de Fernanda sucedía exactamente lo mismo. Por un lado, se esperaba de ella que bajara de peso, pero por otro lado se llenaban el refrigerador y la alacena con alguna comida sana, sí, pero también con refrescos y comida engordadora, los cuales la madre le compraba los fines de semana cuando iban al supermercado, con el propósito de que tuviera en casa esas cosas que le gustaban. Arropadas con el velo de un acto de amor (porque, de hecho, sí lo era), rechazarlas era impensable. He aquí la paradoja: si te lo comes, pierdes; si no te lo comes, también.

La historia de Nora nos muestra la misma situación: un enorme deseo de que la niña bajara de peso y ejercía una gran presión sobre ella para que lograra esa meta, pero los regalos de Navidad o de cumpleaños eran chocolates y dulces. ¿Qué habría pasado si ella hubiera rechazado esos regalos en un intento de ser congruente con la tan deseada meta? ¿Cómo habría reaccionado la familia?... Pierde-pierde.

Recuerdo a un padre viudo con un hijo de ocho años que tenía un marcado sobrepeso. El padre le compraba, entre otra comida chatarra, enormes cajas de galletas de mantequilla y chocolate, que el niño devoraba en un santiamén. Papá tenía la costumbre de llamarlo varias veces durante la tarde, desde el trabajo, y cada vez le hacía la misma pregunta con un ridículo tono de voz, como si el niño fuera un bebé: "A ver, a ver, chiquito, dime la verdad, ¿has comido galletas?" La mayoría de las veces el niño contestaba que no. El padre insistía con la misma pregunta y luego de varios intentos, el niño aceptaba haber comido "unas poquitas". Después de la confesión, el padre respondía: "A ver, a ver, dime la verdad, ¿cuántas te comiste?"; por supuesto, a esto el hijo también mentía, aunque su mentira sería descubierta cuando, en un corto tiempo, la caja de galletas viera su fin, a lo cual seguirían los regaños y los reclamos del padre.

Mi pregunta era en primer lugar: "¿Por qué le compras esas cosas si te molesta que las coma?" Y, en segundo lugar: "¿Por qué le dejas ahí semejante cajota a su total disposición sabiendo que no puede controlarse? ¿Por qué no le dejas a la mano dos, cuatro galletas o lo que consideres correcto?"

En estos casos, como en el de muchísimos niños gordos, el mensaje de los padres en el nivel verbal es "prohibido comer" y en el nivel no verbal, el de los actos, el mensaje es "permitido comer".

¡Madre, padre!, tú eres quien le compras a tu hijo toda esa comida chatarra y engordadora... y luego te quejas de que engorde. Tú eres quien le permite comerla y luego lo criticas y le reclamas. Comprarle y permitirle que consuma esos dulces es totalmente inadecuado no sólo por el hecho de que suba de peso, sino porque el exceso de grasas y azúcar, y los alimentos refinados y sin nutrientes, le causan importantes problemas de salud.

Pero el punto medular que quiero destacar en este segmento, porque me interesa mucho que tomes conciencia de él, es la paradoja (doble vínculo e ilusión de alternativas) que se encuentra detrás de esta dinámica de relación. Cuando son los padres (y siendo honestos, casi siempre lo son) quienes le proporcionan al hijo la comida que lo hará engordar y, peor aún, lo arropan con un velo de amor, lo atraparán en esa paradoja en la que, como expliqué, ya sea que coma o no, de todas maneras pierde.

Para concluir, recordemos que las paradojas tienen un fuerte potencial para provocar dolor emocional en quien se encuentra atrapado en ellas, debido en parte a que la persona no se da cuenta de la situación y, por lo tanto, no puede (o no se le permite) confrontar tal incongruencia y mucho menos salir de ella.

Imagina que Sergio, Fernanda o Nora hubieran dicho a sus padres algo como: "¿Para qué me compras estos alimentos chatarra que sabes que me harán engordar, si luego te vas a molestar por ello? ¡Tú eres quien me proporciona lo que me hace ganar peso y luego me criticas por estar gordo!" Aunque estas confrontaciones reflejarían la pura verdad, la reacción de los padres estaría lejos de reconocerla y tolerarla. Por el contrario, sin duda alguna traerían desagradables consecuencias a los niños.

Esta dificultad de confrontar la incongruencia, esta imposibilidad de darse cuenta, llena a los niños de confusión, ansiedad y malestar emocional y a la larga puede llegar a convertirse en verdaderos problemas psicológicos.

CODEPENDENCIA

La palabra *codependencia* surgió a principios de la década de 1970, en el contexto de los centros de rehabilitación para personas con adicciones, en Minnesota, aunque no se sabe con exactitud quién la introdujo por primera vez. A través de la observación y el análisis de las relaciones de las personas adictas, se descubrió que siempre se presenta un patrón de codependencia ya sea con su pareja, con un familiar o con un amigo. Posteriormente se comprobó que este fenómeno se puede dar en toda clase de relaciones, aun en las que no está presente el factor de la adicción.

Melody Beattie, reconocida investigadora y autora de varios libros sobre el tema, la define así: "Una persona codependiente es aquella que ha permitido que la conducta de otro la afecte y que está obsesionada con controlar la conducta de esa persona. Ésta puede ser un niño o un adulto, un amante, un cónyuge, un hermano, un abuelo, un cliente, un amigo íntimo, etcétera".

Cuando vemos estas formas de "ayuda" desde un punto de vista superficial, podríamos suponer que no es malo y que incluso es muy adecuado presionar constantemente a alguien para cambiarla y, en nuestro tema específico, para lograr que baje de peso, porque "es por su bien". Sin embargo, es necesario revisar a fondo esta dinámica de relación para comprender por qué se trata de un asunto de codependencia y cómo es que ésta es una enfermedad emocional.

Características de la persona codependiente (en cualquier tipo de relación)

- No reconoce su codependencia y afirma que lo que hace es por el bien del otro.
- Su vida se ve constantemente afectada por la conducta de la otra persona y está obsesionada en tratar de controlarla.
- Se siente responsable de la conducta del otro y de satisfacer sus necesidades, pero no toma en cuenta ni satisface las propias.

- Desea sentirse necesitada. Esto la hace sentir valiosa y útil.
- Está convencida de que sin su ayuda el otro no puede y no sabe manejar su propia vida.
- Tiene una gran necesidad de aparecer como una "buena" persona.
- Responsabiliza al otro de sus propios problemas: su infelicidad, su depresión, su obesidad, su insomnio, su fracaso, entre otros.
- Marca límites con firmeza, pero después permite que la otra persona los traspase.
- Vive en una constante ambivalencia: ama y odia a la vez; quiere irse y quiere quedarse al mismo tiempo.
- Quiere estar con el otro para ayudarlo, pero tiene un gran resentimiento hacia él.
- Tarde o temprano llega a desarrollar graves síntomas como profundas depresiones, insomnio, angustia y enfermedades físicas.
- Presenta un marcado perfeccionismo, se vuelve hipervigilante y tiene dificultad para hablar de sus sentimientos y entrar en contacto con ellos; también, a menudo, padece tristeza y frustración extremas porque no logra cambiar al otro, lo que lo lleva a controlar aún más, con el fin de lograrlo.
- Presenta los roles de víctima, rescatador y perseguidor. Como víctima, se queja constantemente de su situación y de lo que el otro "le hace". Como rescatador, se pasa la vida intentando "salvar" al otro. Como perseguidor, lo critica, lo vigila, lo agrede, lo amenaza y lo presiona. Sea cual sea el rol que representa en determinado momento, a su desempeño le sigue una gran culpa, que luego intentará compensar permitiendo las agresiones o los abusos del otro, dándole demasiado, hasta que la bomba vuelve a explotar. Este patológico círculo vicioso puede perdurar toda la vida, si no se hace algo para sanar la codependencia.

Los roles de víctima, rescatador y perseguidor

Analizar con más profundidad y más detalle estos roles es de suma importancia por lo mucho que el hacerlo nos puede servir para entender mejor la codependencia y, más aún, la propia codependencia. En lo personal, comprenderlos hace algunos años me fue realmente útil cuando —para mi sorpresa— tuve que reconocer que yo era una gran codependendiente; luego comencé mi proceso de curación de esta enfermedad emocional que a tantos nos aqueja y que muy pocos estamos dispuestos a reconocer. Como siempre digo: reconocer es el primer paso para sanar o resolver cualquier asunto. El codependiente sufre muchísimo y dejar de serlo, o por lo menos tener la voluntad de reconocer cuando se es así, es liberador.

Cabe aclarar que la persona codependiente se "mueve dentro de estos tres roles y no se queda siempre estacionada sólo en uno. A veces actúa como víctima; otras, como rescatador, y otras más como perseguidor, aunque también es común que desempeñe uno con mayor intensidad y por periodos más largos que los otros. Esta aparente "elección" no es consciente; simplemente la persona se aferra al rol que mejores resultados le da.

Cada uno de estos roles, y las conductas que los acompañan, son formas de manipulación cuyo objetivo es lograr la meta deseada: cambiar al otro al gusto del codependiente y, en el caso que nos ocupa, que baje de peso.

La víctima

Un buen ejemplo de una actitud de víctima es la del padre de Nora cuando le dice que si ella bajara de peso él sería muy feliz, ya que detrás de estas palabras está implícito el "Como estás gorda, soy infeliz; tu gordura me hace infeliz".

La víctima pone en el otro la responsabilidad de su propia vida, como su desdicha, su insomnio, su fracaso, entre otros sentimientos, y sus problemas. Detrás de sus quejas y lamentos está siempre este mensaje: "Si tú te dejaras controlar por mí... si tú fueras como yo quiero que seas, yo sería feliz, tendría éxito, dormiría bien, no me enfermaría, haría tal cosa, tomaría tal decisión... No sólo eso, si tú fueras como yo quiero que seas, también serías feliz, porque yo sé lo que es mejor para ti".

¿Te das cuenta del grado de soberbia que hay detrás de esta actitud?

Así también, la víctima lleva un exacto y detallado recuento de lo que ha gastado, sufrido y hecho por "ayudar" a la persona a la que quiere cambiar, y se lo restriega en la cara cada vez que puede.

Permitirnos jugar a la víctima es lo peor que podemos hacernos, ya que ésta vive convencida de que en realidad su vida está en manos del otro y no tiene control alguno sobre ella. Sobra decir lo mucho que esta convicción destruye la autoestima, la esperanza, las ganas de vivir.

De igual manera, la víctima sufre mucho y es claro el porqué: vivir con la constante necesidad de cambiar al otro sólo conduce a sentir la abrumadora frustración del fracaso; la bofetada cruel que la cruda realidad muestra sin misericordia: nadie puede cambiar a otro y menos aún si éste no lo desea. A la única persona a la que puedes cambiar es a ti mismo. Y, por otra parte, ¿quién te dijo que tienes el derecho de cambiar a alguien?

El rescatador

Los intentos por "rescatar" a una persona también conllevan un monumental grado de soberbia, ya que va implícita la convicción de que quien rescata es superior al rescatado. Este rol se manifiesta a través de múltiples actitudes y comportamientos tales como llevar al médico o al nutriólogo al hijo gordo para que le ayude a bajar de peso, darle consejos una y otra y otra y otra vez acerca de todo lo relacionado con la conducta que le quiere cambiar y, en este caso, con su sobrepeso.

Existe una gran variedad de comportamientos a través de los cuales se manifiesta el rol de rescatador, pero siempre van acompañados de una actitud de hipervigilancia. Para rescatar, se tiene que vigilar, estar muy atento... muy pendiente... Vigilar al familiar gordo: que no coma tal cosa, que coma menos; que ya no le queda la ropa, que le queda más holgada, que cuántos kilos subió o bajó, etcétera. En muchos casos, la hipervigilancia no se dirige sólo hacia la persona a la que se quiere cambiar y, en este caso, a la que se intenta bajar de peso, sino también a los demás, como veremos en la anécdota que a continuación te contaré.

Hace algunos años, fui con dos amigas a pasar un fin de semana en la playa. Estábamos alrededor de la alberca, tendidas en unos camastros, disfrutando el sol, nuestra conversación y la fresca piña colada que tomábamos. En un momento dado, una mujer de unos 35 años salió de la alberca, subiendo trabajosamente y con la ayuda de su esposo por los escalones, que se cimbraban de tal manera que parecía que no aguantarían su peso o, mejor dicho, su extremo sobrepeso. Por fin salió de la alberca y comenzó a caminar desplazando lentamente su enorme cuerpo con un grado de obesidad impresionante.

Mis amigas y yo, así como todos los presentes, la miramos —era imposible no hacerlo— e instintivamente nos volteamos a ver unas a otras. Hablándote con el corazón, te digo que no nos burlamos, ni hicimos gestos, ni comentamos absolutamente nada; ni mis amigas ni yo somos del tipo de personas que harían algo así; sólo nos miramos. Unos segundos después, su esposo estaba manoteando a unos 30 centímetros de mi cara y mi cuerpo recostados sobre el camastro, mientras me decía a gritos: "¿Tiene algún problema con el peso de mi esposa?" Yo me quedé atónita y totalmente desconcertada por unos momentos, mientras él repetía una y otra vez la misma pregunta con todo lo que los pulmones le daban y me exigía una respuesta. Entonces, con voz serena, o más bien intimidada, le contesté: "No, señor, ningún problema". "¡No mienta! —me gritó—. ¡Yo vi cómo la miró!" En tres segundos, mi cerebro realizó un proceso de esos que se presentan en situaciones intensas, cuando parece que el tiempo se detiene y todo se mueve en cámara lenta.

Así, en cámara lenta, mi cerebro repasó el momento en que vi salir de la alberca a la mujer, y seguramente, llevada casi por el instinto, debí haberla mirado de cierta forma, como cuando se mira algo a lo que uno no da crédito. Tal vez abrí demasiado los ojos, o quizá mi ritmo respiratorio cambió, o Dios sabe qué aspectos de mi lenguaje corporal reaccionaron ante el impacto que me causó verla. La hipervigilancia obsesiva de su esposo los notó y reaccionó ante ellos. Si bien con seguridad no fui la única persona que tuvo alguna reacción, fue a mí a quien el hombre puso atención y, por ende, ante quien reaccionó. Y agradezco que haya sucedido así porque aprendí cosas importantísimas.

Aquí sigo... Así pues, durante esos segundos en que mi cerebro recopiló la información necesaria para darle explicación y entender el sentido de lo que este hombre me decía, me quedé mirando fijamente sus ojos color aceituna y pude ver en su fondo un gran dolor. En automático y de forma instintiva se disparó mi innata capacidad de empatizar, y con gran respeto y suma comprensión por ese dolor, le dije: "Perdóneme, por favor, por haber visto así a su esposa. Lamento mucho haberlo hecho". Esto provocó una magia impresionante. En un instante, aquel hombre furioso y agresivo se convirtió en una persona dulce y serena. Me dijo: "No, señora, perdóneme usted a mí por gritarle. De verdad, discúlpeme por favor por ofenderla", y me lo repetía una y otra vez. Luego, mientras se le llenaban los ojos de lágrimas, agregó: "¡Es que es tan difícil! Si viera qué coraje y qué tristeza siento al ver cómo la gente se burla de ella". Mi alma de psicóloga afloró y le dije que no podía permitirse ir por la vida sufriendo de esa manera y peleando con todos sólo porque miraran a su esposa; que aceptara la realidad de que la van a ver y de que algunos incluso se van a burlar de ella y es imposible que lo evite; que dejara de vigilar a las personas que pasan junto a ella y que ni siquiera volteara a verlas. Y así hablamos del asunto unos cinco minutos, hasta que, ofreciéndome disculpas de nuevo, se despidió amablemente y nos invitó otras piñas coladas a mí y a mis amigas.

Permíteme compartir contigo lo que aprendí de este acontecimiento. Por una parte, capté en todo su esplendor la hipervigilancia obsesiva de este atormentado hombre, que no lo deja estar en paz y lo lleva a suponer que, como un superhéroe, tiene que rescatar continuamente a su mujer de las burlas o las miradas que su sobrepeso provoca. Esta hipervigilancia caracteriza a las personas codependientes cuando hacemos el rol de rescatadores. Vigilamos a nuestro ser querido: que vaya, que venga, que haga, que no haga. Vigilamos también a quienes están a nuestro alrededor: que no vean esto, que no se enteren de aquello, que no vayan a creer que no somos buenos padres, buenas parejas o buenas personas. Vigilar es un acto terriblemente desgastante, tormentoso y abrumador que no nos permite tener paz ni libertad.

Otra cosa que aprendí —o más bien, que confirmé— es el impresionante poder que tiene el pedir perdón. Pareciera que cambia al instante la energía del lugar y de las personas involucradas, llevándolas a un estado más elevado. Asimismo comprobé una vez más la gran diferencia que hay entre la palabra *perdóname* y la palabra *discúlpame*. Hay una carga energética tan diferente en una y en otra. En la primera hay poder: su sonido llega profundo. Analiza incluso en varios idiomas la diferencia que se siente al decir una u otra, y la distinta sensación que cada una provoca. Pero, concentrándonos en nuestro idioma español, tal vez gran parte del poderoso efecto que *perdóname* ejerce se deba al hecho de que, cuando la expresamos, asumimos la responsabilidad de lo que hicimos o dijimos, sin excusas ni justificaciones. En cambio, al decir *discúlpame*, pedimos al otro que nos retire la culpa de lo que causaron nuestros actos, sin asumir la responsabilidad por ellos.

¡Las palabras tienen tanto fondo y con el paso del tiempo acumulan la energía que plasmamos en ellas al pronunciarlas! Por eso se vuelven tan poderosas, por eso se convierten en decretos, en profecías, en lanzas que matan, en guías que muestran caminos, en monstruos que aterrorizan, en luz, en amor. Las palabras son fórmulas mágicas que aniquilan o salvan, que construyen o destrozan, que abren o cierran. El poder del verbo (la palabra) es un asunto que me apasiona y fascina, y me siento honrada y extremadamente feliz de que, hilando palabras como quien teje un hermoso lienzo, pueda yo construir mis libros. Y más feliz y afortunada aun, de que tú me hagas el honor de leerlos.

El perseguidor

No conseguir cambiar al otro, no lograr que se deje manipular y haga lo que deseamos, da mucho coraje. Entonces el perseguidor entra en acción utilizando todos sus artilugios para obtener lo que quiere. Así, amenaza, regaña, insulta, grita, reclama, en un intento desesperado por lograr lo que no ha podido... Tampoco esto funciona.

La persona codependiente puede llegar a grados de impotencia y desesperación que la rebasan y la llevan a perder los estribos y es en estos momentos cuando se mueve al rol de perseguidor; quiere irse y abandonar o exige que el otro se vaya;

cuando pone límites fuertes que olvida después de que sale de este rol y cuando amenaza con hacer cosas que nunca cumple.

Con sólo leer este apartado sobre la codependencia uno se siente agobiado, ¿no te parece? Imagínate lo que será vivir así, todos los días, todas las horas del día, durante muchos años y, a veces, durante toda la vida...

Cómo nos volvemos codependientes

Por lo general, la codependencia comienza en la infancia. Cuando el niño vive en un ambiente donde el amor que recibe está condicionado: si se porta bien, si obedece, si es como sus padres quieren, se le ama; si no, se le rechaza y/o agrede. Comprendamos bien esto: no significa que el padre le dirá literalmente al hijo que si no es como él desea, no lo va a amar. Aunque en muchos casos sí sucede así, por lo general estos mensajes se dan en el nivel no verbal, el visceral, el inconsciente; el hijo los recibe y lo entiende perfectamente, y termina afectado por ellos.

Cuando un niño es rechazado en cualquier forma, el mensaje que recibe es: "No me gustas", lo cual lo llevará a buscar a toda costa esa aprobación que tanto necesita, tratando de complacer al precio que sea, adoptando las conductas que sí gustarán a sus padres y que lo harán digno de su aceptación y de su amor.

Así también, cuando el niño es en extremo consentido, se imponen sobre él altas expectativas y, en el afán de cumplirlas, se vuelve sumamente exigente consigo mismo y perfeccionista. De tal forma, tanto el rechazado como el consentido (los dos extremos) se "desgarran las entrañas" intentando cumplir con lo que se espera de ellos. Como nadie en realidad puede cumplir al cien por ciento las expectativas de otros y menos aún si son tan altas, cuando estos niños sean adultos proyectarán esa búsqueda de perfección en los que tienen más cerca, como su pareja y sus hijos. "Si yo no puedo ser perfecto, te exijo a ti que lo seas y me pasaré la vida intentándolo." Se desarrolla entonces esta enfermiza necesidad de controlar la vida del otro, de corregirlo, de cambiarlo, de "arreglarlo".

De la misma forma, la rigidez de las reglas (explícitas e implícitas) o las tradiciones familiares que deben cumplirse, aun a costa del bienestar y la armonía de todos, contribuye al desarrollo de la codependencia. En consecuencia, el niño aprende que para ser aceptado y amado tiene que reprimir sus sentimientos, sus necesidades y sus opiniones (ser falso) y complacer a los demás.

Los profesionales que nos dedicamos a trabajar con estos asuntos, nos damos cuenta de lo difícil que es para la persona codependiente reconocer su condición y, más aún, asumir su parte de responsabilidad en la perpetuación del problema; le cuesta también comprender que, por el bien de todos y en primer lugar de sí misma, necesita hacer cambios. Al ser confrontadas con esta situación, la mayoría de las personas abandona su proceso terapéutico. Es más cómodo seguir actuando como siempre se ha hecho; es más cómodo suponer que "Yo estoy bien, el otro es el que está mal; y lo que hago es por su bien: yo sé lo que le conviene. Él no sabe ni puede hacerlo solo, por eso me necesita".

Algunas veces, la persona codependiente no reconoce que su condición es debido al miedo que le causa el cambio y de la seguridad que le proporciona lo conocido, aun cuando no la haga feliz y afecte su vida. Con frecuencia preferimos lo conocido, aunque sea malo, a lo desconocido, aunque esto último traiga consigo la posibilidad de vivir mucho, mucho mejor.

Y, por otra parte, ¿cómo actuar en una relación sana cuando lo único que se conoce es la relación codependiente? Es por esto que se necesita ayuda para sanar la codependencia y aprender a vivir libres de la esclavitud en la que ambas partes de la relación se encuentran atrapadas. Sólo cuando la persona "toca fondo" está lista para involucrarse en el proceso de sanar; mientras no esté lista, ni siquiera soportará hablar del tema y mucho menos, estará dispuesta a reconocerse como tal.

En todos los casos que he presentado en este libro (excepto en el de Elena), la madre, el padre o ambos muestran en alguna medida —unos más que otros— una fijación casi obsesiva por el tema del sobrepeso de sus hijos; sus constantes comentarios al respecto, la presión y los intentos que ejercen sobre ellos para que bajen de peso lo demuestran. En el caso de Fernanda, su mamá parece haber superado con los años su necesidad de controlar el peso de su hija, al grado de que ha llegado a decirle estas sabias palabras, que sus hechos validan: "Es tu vida, tú sabes lo que haces con ella. Estoy segura de que vas a hacer lo mejor para ti. Si a ti te gusta estar así, está bien; pero que sea porque realmente te guste".

En el caso de Nora y su papá, la codependencia de éste era y sigue siendo realmente intensa. Pareciera que su sentido de vida ha sido, y todavía es, "ver" a su hija, y ahora también a su nieta, y ayudarlas a que bajen de peso. Más aún, ha permitido que ese hecho controle su vida a tal grado que ha puesto en él su desdicha y su felicidad: "Si bajan de peso yo sería muy feliz".

La persona codependiente no deja que su ser querido aprenda sus lecciones, desarrolle sus recursos, madure, asuma la responsabilidad de sus actos, ni toque fondo en sus problemas, cualesquiera que éstos sean. "Tocar fondo" significa llegar a tal punto de hartazgo de estar atorado en alguna situación, que por propia convicción, por propia voluntad, se busque y se ande el camino hacia una solución. En el caso que nos ocupa, presionar, criticar, manipular constantemente al hijo gordo para que baje de peso nunca funciona, y millones de ejemplos lo confirman. Bajará de peso cuando le dé la gana, si es que algún día esto sucede. Y sea como sea, está en todo su derecho.

A fin de cuentas, cada uno hará lo que quiera con su vida, y usará su libre albedrío para crear el destino que desea. Cada quien aprenderá sus propias lecciones en el momento y en la forma que correspondan. Presionar, amenazar o manipular a las personas es como intentar obligar al río a que fluya al ritmo que uno desea... ¡Imposible!

Cuando se trata de un niño, el asunto toma otro giro. A éste hay que apoyarlo para que baje de peso porque no hacerlo le asegura una vida llena de problemas de salud. Pero apoyarlo no significa vigilarlo, criticarlo ni despreciarlo porque está gordo, mientras le llenamos la alacena y el estómago con toda clase de comidas engordadoras. Apoyarlo significa, en primer lugar, ser congruentes; es decir, que también nosotros los padres —o empezando por nosotros— comamos sanamente, reduzcamos el consumo de alimentos chatarra, de azúcar y de grasas y —como lo hace Nora con su hija— compartamos una alimentación sana, en lugar de poner a dieta al niño gordo mientras los demás comen frente a él alimentos que provocan un peso excesivo.

Para todas aquellas personas dispuestas a reconocer que son codependientes, sea cual sea el tipo de relación en la que adoptan esta conducta, y a iniciar el camino para sanar, existen variados grupos de trabajo que se ocupan del tema. Entre ellos están Alanon y Familias Anónimas que se encuentran en prácticamente todos los pueblos y las ciudades, así como diversos grupos privados dirigidos por profesionales expertos en ese campo y, por supuesto, en la psicoterapia.

Cuando te llegue el momento... cuando te canses de luchar día a día por cambiar a tu ser querido... cuando ya no puedas más con el dolor y la frustración por no lograrlo... cuando estés listo... la ayuda está disponible para ti.

LA INTENCIÓN POSITIVA DE TENER UN HIJO GORDO, LA INTENCIÓN POSITIVA DE SERLO

De entrada, este subtítulo suena descabellado y absurdo. ¡Cómo puede haber una intención positiva en el hecho de que en una familia exista un hijo gordo! Pues sí la hay. Todos los problemas, las enfermedades físicas y emocionales o las situaciones de conflicto que se presentan en una familia, los cuales no logramos solucionar por más intentos que hagamos, en el fondo tienen una intención positiva. Lo anterior significa que son necesarios al sistema familiar para mantener la homeostasis o el equilibrio. En este contexto, equilibrio no significa salud ni felicidad, sino una necesidad de mantener estable la situación por miedo al cambio o porque no se sabe cómo vivir de otra forma, por lo cual la familia inconscientemente prefiere no cambiarla, aunque hacerlo fuera por el bien de todos.

La intención positiva de cualquier problemática en uno de los miembros del sistema familiar puede ser muy variada: distraer a los padres de sus severos conflictos de pareja reprimidos y negados, o bien apartar a uno de los dos de sus conflictos emocionales no resueltos. Otras pueden consistir en llamar la atención, evadir responsabilidades, obtener afecto y cuidados, castigar y cobrar facturas, y un sinnúmero más, que se descubren a través del análisis de cada caso particular. Se les llama también "ganancias secundarias", término que se refiere a las consecuencias convenientes y útiles para la persona y para la familia que resultan del hecho de tener, mantener y perpetuar cierto problema. En otras palabras, el problema ofrece algunas ventajas que conducen a una persona a sabotear inconscientemente su solución, porque de alguna manera "necesita" lo que le proporciona.

En relación con la "intención positiva" de una problemática familiar, se ha investigado con profundidad y se ha comprobado que cuando se resuelve el síntoma crónico que aqueja a uno de los miembros de la familia, se desata una crisis (generalmente en la pareja), que lleva a que el afectado recaiga y retome el problema o, en otras ocasiones, a que otro miembro de la familia desarrolle uno. Entonces se enfoca la atención en quien tiene el problema, se guardan de nuevo los trapos sucios que surgieron, la crisis se aquieta, y el equilibrio regresa. La familia estará atrapada en este círculo patológico de dolor, enfermedad y problemas, hasta que alguien —basta que sea uno de sus miembros— se involucre en un proceso de curación que posibilite la ruptura de esos patrones y, con ello, sea posible la llegada del cambio sanador.

En las historias presentadas y en las de muchas otras familias con hijos gordos, parece haber las siguientes intenciones positivas detrás del sobrepeso de éstos:

- Distraer al padre o a la madre de sus problemas de vida que no han sido sanados, de manera que en lugar de verse a sí mismos, mejor ven a su hijo, quien ocupa gran cantidad de su tiempo, su atención y su energía.

Conozco a una familia en la que un hombre de 42 años tiene sobrepeso. Él me cuenta que todos los días, sin excepción, su mamá lo llama por teléfono para decirle con voz de víctima cuánto le duele que esté gordo, lo mal que se veía el otro día, el comentario que hicieron los amigos respecto de su panza. Cuando él la visita (lo cual hace en forma cada vez más esporádica, y es comprensible por qué es así), lo primero que la mamá le dice al verlo, antes siquiera de un simple saludo, es: "¡Mira nada más qué gordo estás! ¡Cuándo me darás la alegría de verte delgado! ¡Me voy a morir y tú seguirás gordo! ¡Vas a ir a mi funeral con todos esos kilos encima y me iré de este mundo sin que me des el gusto de verte delgado!"

Muchas veces me he preguntado: ¿en qué se va a entretener la mamá de este hombre si él baja de peso? Si todos sus días y la mayor parte de su tiempo y su atención están ocupados "viendo" el sobrepeso del hijo, ¿de qué la estará distrayendo?

- Agredir, cobrar facturas y ganar la lucha de poder. A veces llega a ser tan molesto para el hijo vivir constantemente presionado para que baje de peso, así como recibir las constantes críticas de parte de su familia o específicamente de sus padres, que los "castiga" dándoles justamente lo que no les gusta, aun cuando el castigo sea también para sí mismo.

Durante la entrevista que le realicé a Nora, pude notar en varios momentos cómo se había establecido entre ella y su padre una especie de lucha de poder que con el paso de los años se convirtió en un patrón de relación que se manifestaba en el afán de él por ayudarla a baja de peso y en la resistencia de ella a adelgazar. Cuando hay una lucha de poder entre dos personas, acceder a lo que el otro pide es como perder la batalla, y también lo es no conseguir que acceda. Y así, para no perder, ambos se aferran a su postura aun cuando esto les cause separación y dolor.

"¿Crees que debido a que entre tu papá y tú se ha desarrollado una fuerte lucha de poder, el hecho de que no bajes de peso tenga que ver en el fondo con no querer darle gusto? Si bajaras de peso, ¿podría representar para ti perder y dejarlo salirse con la suya?", le pregunté. Ella reflexionó unos momentos y me respondió que sin duda había mucho de eso.

Cabe recordar que en el presente Nora está en un profundo proceso de crecimiento interior, que, entre muchas otras cosas, la ha llevado a comprometerse consigo misma y por propia convicción, a bajar de peso, y lo está logrando de manera impresionante.

Al ver superficialmente la dinámica que acompaña a una lucha de poder, podríamos pensar que es una gran tontería perjudicarse a sí mismo con tal de no darle gusto al otro; que castigarse a sí mismo a través de ponerse encima tantos kilos, para castigar al otro, es la peor de las locuras. No obstante, hay que ver más allá para comprender por qué ocurre de ese modo.

La niña herida que desea tanto ser amada y aceptada como es, se resiste a cambiar, a convertirse en lo que papá quiere, emitiendo detrás esta súplica: "¡Por favor... quiéreme como soy!"

- Proteger a los padres o a uno de ellos. En el alma de la familia, en el perfecto y sutil entramado que la sostiene, sólo reina el amor. Cuando vemos familias tan disfuncionales, llenas de sufrimiento, de odio y de conflictos, no podemos creer que esto sea verdad. Mas hay que comprender que lo que vemos es sólo el cascarón, corrompido por el ego, las luchas de poder y el dolor. No obstante, detrás de todo eso no hay sino amor y por amor se hace todo lo que se hace. Los ojos físicos no pueden verlo, no están diseñados para ello, por eso es necesario mirarlo con los ojos del alma y al hacerlo, todo toma su lugar, todo tiene una razón de ser, todo es perfecto.

Desde esta perspectiva, un hijo puede desarrollar de manera inconsciente cualquier problema, con la única finalidad de que sus padres, uno de los dos, o cualquier otro miembro de su familia, pueda desahogar en él su intensa carga emocional (frustración, rabia, dolor, miedo y culpas). Así pues, la "intención positiva" de que un hijo gordo mantenga su sobrepeso puede ser simple y llanamente permitirle a ese miembro de la familia desahogarse con sus constantes regaños, críticas y agresiones hacia él. De esta manera, la presión de su carga emocional —que podría acarrearle incluso problemas de salud— disminuye.

Un hijo gordo puede convertirse en una especie de contenedor en el que los demás miembros de la familia arrojan su basura emocional. Simbólica y literalmente, el hijo la carga;

camina pesadamente por la vida, arrastrando en cada paso su sobrepeso atiborrado no sólo con su propia carga emocional, sino también con la de su familia.

Las corrientes de terapia familiar han demostrado que el hijo que presenta el problema —sea cual fuere—, al cual llamamos "paciente identificado", es con frecuencia el más fuerte y/o el más sano de la familia. Y tiene que ser así para que pueda asumir el rol de "distractor", "protector" y "equilibrador", y sea capaz de sostener la pesada carga que implica su papel.

- Protegerse a sí mismo. A cualquier edad, el propio sobrepeso puede ser un símbolo de autoprotección. La gruesa capa de grasa que envuelve el cuerpo se vuelve la metáfora de una barrera protectora. Para un niño tal vez signifique protección contra la agresión que recibe dentro de su familia o del "frío" emocional que impera en ella. Para un adulto, la muralla de grasa que lo envuelve lo protege de un sinnúmero de situaciones. Veamos un ejemplo.

En cierta ocasión un nutriólogo se comunicó conmigo para informarme que me enviaría a una paciente. "Debe haber algo psicológico que le impide bajar de peso —me dijo— porque es muy disciplinada con sus dietas. Las ha seguido durante seis meses, pero no pierde un gramo." La atinada deducción del nutriólogo condujo a la paciente a una consulta que se convirtió en un interesante y fructífero proceso terapéutico. Era una mujer de 30 años de edad, con un rostro de hermosas facciones, unos ojos preciosos y un cuerpo que dejaba adivinar que sin sus 25 kilos de sobrepeso sería curvilíneo y hermoso. Me llevó algunas fotografías de 10 años atrás, antes de que subiera esos kilos, y éstas confirmaron mi suposición: cuerpazo, hermosa cara y bellísimos ojos color miel hacían de ella una mujer muy atractiva.

"¡¿Por qué, si llevo al pie de la letra mis dietas, hago ejercicio y sigo todas las indicaciones de mi nutriólogo, no bajo ni un kilo?!", me dijo con un tono de voz que denotaba agobio, gran frustración y mucho cansancio por su infructuosa lucha.

"¿Cómo cambiaría tu vida si perdieras esos kilos? ¿Qué harías que no haces ahora? ¿Qué situaciones se modificarían?", le pregunté con el fin de hacer un "chequeo ecológico" (término que se refiere al hecho de encontrar las razones profundas e inconscientes que mantienen a una persona en un estado en el que conscientemente supone que no quiere estar, pero del que no puede salir haga lo que haga). Como ya mencioné, cuando se hace tanto esfuerzo para resolver o cambiar algo y no se logra, es porque existen poderosas ganancias secundarias que se obtienen, y el chequeo ecológico nos ayuda a encontrarlas.

La respuesta casi automática de esta mujer a la pregunta que planteé constaba de puras maravillas. Conscientemente creemos que en realidad deseamos ese cambio o solución, pero si no podemos lograrlo a pesar de nuestros intentos, es porque en realidad no lo queremos.

Ella me describió con gran entusiasmo los pormenores de cómo se vestiría (hasta se puso de pie para mostrarme con detalle el diseño que tendría uno de esos vestidos), qué actividades realizaría, a qué lugares iría, y todas las formas en que su vida cambiaría si venciera su sobrepeso.

Comencé a cuestionar más a fondo cada uno de sus planteamientos, llevándola a darse cuenta de qué sucedería o qué podría suceder si se vistiera de esa forma, realizara esas actividades, acudiera a esos lugares y se dieran todos esos cambios en su vida, que ella visualizaba como producto de la pérdida de peso. Ella insistía en que lo que sucedería serían puras maravillas. Le dejé como "tarea terapéutica" pensar en el asunto durante la semana y hasta nuestra próxima sesión.

El día de su siguiente consulta, la encontré más abierta y en un estado emocional y mental más propicio para el *insight* (para darse cuenta). Después de retomar el asunto del chequeo ecológico y desmenuzar a profundidad las consecuencias que le traería el hecho de bajar de peso, ¡se dio cuenta de lo que ocurría! Quedó impactada ante la realidad que no le dejaba lugar a dudas.

Ella había estado casada durante 10 años con un hombre infiel, frío, distante y ausente. Su vida sexual era casi inexistente y aburrida, y su rabia por las infidelidades de su marido crecía cada día. Todo esto la hacía sentirse profundamente resentida con él y con ganas de pagarle con la misma moneda. No obstante, su rígido y conservador sistema de valores de ninguna manera le permitía siquiera pensar en materializar sus deseos y sus fantasías más secretos.

Y entonces entendió lo que para ella fue un gran descubrimiento: si bajara de peso, si recobrara el cuerpazo que tenía años atrás, si hiciera todos aquellos cambios en su vida, los hombres se le acercarían, y la posibilidad de conocer a alguno que la asediara, la cortejara, le "moviera el tapete", crecería enormemente. Me confesó que sentía un gran deseo de tener un amante, de sentir que le gustaba a alguien, de escuchar palabras dulces, de recibir la ternura y la pasión de alguien a quien le hirviera la sangre y le palpitara el cuerpo como a ella. "¡Pero de ninguna manera! ¡Ni en sueños me lo puedo permitir!", expresó con voz firme, como queriendo borrar las palabras que acababa de pronunciar. Por lo tanto, su sobrepeso le servía como una barrera que mantenía a los hombres alejados, ya que según su sistema de creencias ser gorda era igual a no ser atractiva. Sus 25 kilos de sobrepeso la protegían del enorme conflicto de valores en el que entraría si se hicieran realidad sus fantasías.

Un descubrimiento como éste, que nos muestra la "intención positiva" o las "ganancias secundarias" de nuestra problemática, nos permite iniciar el proceso para encontrar alternativas más sanas que nos proporcionen lo mismo pero de forma más funcional. En este caso, descubrir el problema no significó quedarse con los brazos cruzados y aceptar que, como el sobrepeso le era útil, debía mantenerlo, sino trabajar en profundos procesos interiores para encontrar otros recursos que le proporcionaran lo que el sobrepeso le daba. De esta manera, sin duda alguna podría dejarlo ir… Y así fue…

LA VERGÜENZA POR TENER UN HIJO GORDO, LA VERGÜENZA POR SERLO

Muchos padres se avergüenzan de tener un hijo gordo. Detrás de sus intentos por lograr que éste baje de peso hay mucho más de lo que conscientemente reconocen.

Si yo te pregunto a ti: "¿Por qué te esmeras tanto en que tu hijo baje de peso? ¿Por qué deseas intensamente verlo delgado?", tu respuesta será sin duda: "Por su bien, por su salud, por su autoestima, porque lo amo".

¡Y yo te creo! ¿Cómo no habría de creerte? ¿Cómo pondría en duda tu amor y tu genuina preocupación por el bienestar de tu hijo? Sin embargo, ésa es la respuesta superficial, la consciente. La que yo te invito a que observes es la inconsciente, la que está en el fondo, y esa es: *porque te da vergüenza*. Porque los demás van a decir que no eres un buen padre/madre. Porque sin duda harán comentarios como: "Mira a esa criatura, ¡qué gorda está! Sus padres no la alimentan correctamente. ¿Cómo es posible que dejen que esto suceda y no hagan nada al respecto? ¿Qué clase de padres son?", etcétera. O tal vez posees un estatus social o un puesto laboral para el cual tener un hijo gordo es vergonzoso e inaceptable. ¡Y necesitas tanto la aprobación de los demás! ¡Y eres tan vulnerable al hecho de que crean que no eres un buen padre/madre, que harás "lo que sea" para no ser mal visto, aun cuando implique destrozar la autoestima de tu hijo con tus constantes críticas! Y si éstas sirvieran de algo, si solucionaran las cosas, si provocaran el cambio... Pero nada de esto sucede; al contrario, al parecer perpetúan el problema y sólo sirven para mandarle a tu hijo el mensaje "No me gustas".

Y yo me pregunto qué pasaría si desde el día de hoy comienzas a decirle a tu hijo algo como: "Es verdad que no me gusta que estés gordo, me choca que lo estés. ¡Y cómo quisiera que bajaras de peso! Pero aunque estés gordo, te amo. Y si toda la vida sigues siendo gordo, toda la vida te voy a amar así". El corazón de tu hijo gordo añora escuchar estas palabras.

Fíjate que no te sugiero que pintes de rosa la situación fingiendo que de la noche a la mañana ya no te importa su sobrepeso o que incluso hasta te gusta. Te recomiendo que muestres tus sentimientos como son ("No me gusta que estés gordo"), pero que también te recuerdes y le recuerdes a tu hijo que lo que te desagrada es su obesidad, no su persona; asimismo, que eres capaz de amarlo incondicionalmente, lo cual significa que has elegido amarlo, aun cuando estés en desacuerdo y no te gusten muchas cosas, por ejemplo, su sobrepeso.

Cómo desea mi corazón de madre, de profesional que sabe de lo que habla, de mensajera cuya voz no quiere apagarse, de comunicadora que transmite a través de los libros, que desarrolles la capacidad de sentir esto, y con ello, que decidas probar, sólo probar, decírselo a tu hijo gordo... una vez... sin expectativas... A ver qué sucede. Y si así lo decides, que esto se convierta en parte de tu vida.

Todo el tiempo olvidamos el poder que tiene el verbo, la palabra. Ésta puede destrozar o construir, matar o revivir. Pero elegimos usar su poder transformador no para amar y sanar, sino para destruir y ofender. Y a veces ni siquiera lo utilizamos.

Para que el poder del verbo ejerza su efecto, la palabra ha de ir acompañada de la carga emocional y mental congruente con ella. Dicho de otra forma, hay que sentir y creer lo que decimos. Y he ahí el meollo de este asunto. Tal vez en la honestidad de tu corazón reconozcas que decir a tu hijo: "Aunque estés gordo te amo" sería una total mentira porque no lo sientes así en absoluto; porque lo que en realidad sientes es rechazo a su sobrepeso y a todas las conductas y los rasgos de personalidad que ello conlleva. ¿Cómo, entonces, decir esto podría tener el efecto esperado si no lo sientes? De hecho, no lo tendría. Por ello, deseo y espero de corazón que este libro te sirva para desarrollar, aunque sea en alguna medida, los sentimientos y los pensamientos que te permitan expresar a tu hijo, de manera congruente y verdadera, que, aunque sea gordo, lo amas.

FALSAS PROMESAS CON BUENAS INTENCIONES

Siempre me parece sumamente interesante todo lo que se mueve y se comunica en el hecho de hacer una promesa y en el hecho de recibirla. En el momento en que se promete algo, por lo general se tiene toda la intención y la convicción de que se cumplirá. Aunque sin duda hay personas deshonestas y enfermas que expresan una promesa sabiendo de antemano que no están dispuestas a cumplir, cualquier ser humano normal lo hace convencido de que lo hará.

La promesa se expresa en relación con algo que el receptor de la misma desea sobremanera. Éste está tan hambriento de que así sea, que la cree a pie juntillas y hasta se siente feliz y liberado porque las cosas serán como se lo prometieron. Luego viene la vida real... Y quien hizo la promesa con frecuencia no puede o no quiere cumplirla, porque las circunstancias han cambiado, porque no encuentra cómo hacerlo, porque se comprometió en exceso movido por las emociones del momento, etcétera. Y rara, muy rara vez, la promesa se cumple al cien por ciento, tal como se expresó. Entonces, el receptor se desilusiona, se frustra y se molesta. Entre el hijo gordo y sus padres se vive constantemente este patrón en su relación. El niño promete no comer más de dos galletas o ninguna mientras su mamá no está en casa, pero no puede cumplir. La niña promete bajar de peso antes de Navidad, pero no puede cumplir. La madre o el padre prometen que se pondrán a dieta juntos, que ya no comprarán ciertos alimentos, que irán al nutriólogo, que le ayudarán a su hijo a bajar de peso, que ya no lo regañarán cuando lo vean comer, que ya no se van a enojar cuando no le quede la ropa, etcétera.

Ni los padres ni los hijos pueden cumplir sus promesas... Y entonces viene la culpa, la recriminación mutua, los reclamos, la desconfianza, la desilusión, la desesperanza.

Con frecuencia me pregunto si hacer y escuchar promesas sirve de algo o si sería mejor erradicar este hábito de las relaciones entre las personas. ¿Para qué sirve hacer una promesa? Para poner tensos tanto al que la hace como al que la recibe; para desilusionar a ambos cuando no se puede cumplir; para que el emisor se llene de culpa y el receptor, de resentimiento porque no se cumplió la promesa. Y luego, en automático, vienen las compensaciones inconscientes y patológicas como, en el caso de quien promete, intentar "lavar" la culpa al permitir el maltrato, al volverse servil o al dar y dar, y, en el caso del receptor resentido, "cobrar la factura" de mil y una formas.

En la familia de los hijos gordos se hacen muchas promesas. Su cotidianidad está plagada de éstas, y con ellas, la culpa, el dolor, la desilusión y el enojo que siempre las acompañan. ¿Tendrá caso hacer y recibir promesas? ¿Será mejor no ofrecerlas ni pedirlas?

Desde mi muy personal punto de vista, las únicas promesas válidas son las que uno se hace a sí mismo. Si no somos capaces de cumplir éstas, difícilmente lo haremos con las que hacemos a los demás.

EXPECTATIVAS ROTAS

Una de las mayores causas de sufrimiento es que no suceda lo que esperamos. Dicho de otra forma: que no se cumplan nuestras expectativas. Así lo han afirmado bellamente muchos seres luminosos. Veamos algunos ejemplos:

> "El sufrimiento es la resistencia a aceptar la realidad" [IGNACIO LARRAÑAGA].

> "El sufrimiento es la tensión existente entre lo que de hecho es y lo que creemos que debe ser. El fracaso es sólo una realidad inferior a mis expectativas. La distancia entre lo que es y lo que creo que debe ser" [VIKTOR FRANKL].

> "El origen del sufrimiento es el deseo" [BUDA].

Nos bastan estas afirmaciones para dar base a lo que pretendo comunicarte en este espacio. Veo constantemente cómo los seres humanos tenemos una fuerte tendencia a construir expectativas respecto de casi todo. Un nuevo empleo, una nueva relación, el nuevo hogar, el nuevo día... Los hijos, la pareja... la vida misma... Esperamos que suceda algo en especial, que las cosas se den de esta forma, que los otros sean como esperamos.

No obstante, la realidad se muestra a cada momento con toda su crudeza y nos hace ver lo poco o nada de control que tenemos sobre todas esas cosas, situaciones y personas sobre las cuales hemos creado expectativas. Si éstas no se cumplen, sobrevienen la desilusión y los resentimientos hacia las personas que no son ni hacen lo que esperamos de ellas, hacia las situaciones que no sucedieron como queríamos, hacia la vida que no era como la deseábamos.

Una gran causa del sufrimiento que surge en las relaciones entre las personas tiene que ver con las expectativas rotas. Analízalo y verás. Lo anterior se vive constantemente, sobre todo en las relaciones de la familia de los hijos gordos. "No bajó de peso para mi cumpleaños como lo esperaba; no sigue la dieta que se le prescribió; no le queda la ropa que quiero que use; no me da el gusto de verlo delgado; ¡no baja de peso!"

Curiosamente, como vimos en el capítulo 1, en algunas culturas los padres se desilusionan porque su hijo es gordo, pero en otras, porque es flaco.

Sin embargo, en nuestra cultura occidental, los padres de hijos gordos viven constantes desilusiones por las expectativas rotas relacionadas con su peso. Y volvemos al punto: tu hijo gordo adulto no bajará de peso hasta que le dé la gana y tu hijo gordo niño no bajará de peso con los métodos que has empleado hasta hoy, como la realidad te lo demuestra ampliamente.

¡Prueba otros caminos! ¡Deja de esperar a que suceda tal cosa y a que suceda mañana o el día de Navidad! ¡De todas maneras, lo que has hecho hasta hoy no ha funcionado!

¿Te estoy sugiriendo que dejes en paz a tu hijo gordo adulto? ¡SÍ! ¿Te sugiero que no apoyes en lo absoluto a tu hijo gordo niño? ¡NO! Pero lo que sí te propongo es que lo apoyes de manera certera, dejando de comprarle porquerías, llenando tu hogar con alimentos sanos, recurriendo a actividades físicas y deportivas divertidas en las que tú también participes. Presionar y criticar nunca funcionó y nunca funcionará. Tu hijo, de cualquier edad, de ninguna manera debe estar condicionado a que sólo es digno de tu amor si baja de peso.

El capítulo final lo he dedicado a ofrecerte algunas recomendaciones. Y sólo son eso. No verdades absolutas ni reglas que debes seguir, sino simples propuestas que, en mi opinión, son muy importantes y muy útiles, y cuyos beneficios pueden repercutir más allá del asunto que ha sido tema de este libro: los hijos gordos.

OTRAS PROYECCIONES INCONSCIENTES

La proyección es un mecanismo de defensa en virtud del cual vemos en otros lo que nos pertenece a nosotros mismos, ya sea un sentimiento, un rasgo de personalidad, una necesidad o un motivo. Lo proyectamos en otros porque nos resulta amenazante, incómodo y difícil aceptarlo y reconocerlo como propio. Cada vez que la proyección se activa, sucede de manera involuntaria e inconsciente y así también con todos los mecanismos de defensa.

En el contexto de las relaciones entre las personas, la proyección se da constantemente y sólo unos pocos (los maduros y los valientes) están dispuestos a admitirlo cuando sucede. Es importante aclarar que lo anterior es un fenómeno totalmente normal y además inevitable: relacionarnos con alguien en el contexto que sea, trae consigo la inminente realidad de que se presentarán proyecciones entre unos y otros. En lo personal, analizar las propias proyecciones y apoyar a quienes se acercan a mí buscando ayuda profesional, me parece fascinante.

En el sistema familiar, este mecanismo colorea la vida cotidiana de quienes lo integran, y estar conscientes de él y abiertos a reconocerlo nos abre la puerta no sólo a la posibilidad de enormes y sanadores aprendizajes acerca de nosotros mismos, sino también a una mejor relación. Y es que al tomar tu responsabilidad por eso que proyectas en el otro —que, por cierto, es tuyo— se suavizan la hostilidad y el resentimiento. (Para un análisis más profundo sobre la proyección en la familia, recomiendo mi libro *Tu hijo, tu espejo*.)

Si bien, como he mencionado, la proyección sucede en todo tipo de relaciones, en particular en las familiares, a continuación veremos algunas de sus facetas, específicamente en el contexto de la familia de los hijos gordos.

CAMBIÁNDOTE A TI, CAMBIO MI HISTORIA

Lorena, de 35 años de edad, era mi alumna. En una ocasión, después del curso, me alcanzó en el estacionamiento y con lágrimas en los ojos me confesó que el tema que había tratado en la sesión de ese día le hizo darse cuenta de que eso era justo lo que le sucedía con su hija de siete años, quien tenía un grado severo de sobrepeso. Lorena era como su pequeña cuando tenía su edad, y como tal, recibía las críticas, las burlas y la desaprobación de la que ya hablamos. Cada vez que veía a su hija, descubría a la niña gorda que la propia Lorena fue, y proyectaba sobre ella el rechazo y la repulsión que en aquel entonces sentía hacia sí misma, como resultado de haber vivido la misma situación. Los niños aprenden que son despreciables, malos o indignos de amor, porque los adultos a su alrededor, en especial los padres, así se lo han enseñado.

La presión que ejercía todos los días sobre la criatura para controlar su alimentación, para convencerla de que hiciera más ejercicio y ofrecerle toda clase de productos para adelgazar, eran intentos inconscientes de cambiar a la niña gorda que ella fue, mediante sus intentos por cambiar a su hija. Como ya lo adivinamos, todo esto sólo le había servido para cavar un abismo hondo, frío y doloroso entre ambas, el cual sin duda alguna traería importantes y penosas repercusiones en la vida de las dos pero, sobre todo, en la de la niña.

Tal vez en este momento te cuestiones qué rayos es lo que propongo: ¿que dejes que tu hijo gordo siga así por el resto de su vida?, ¿que te quedes con los brazos cruzados sin hacer nada al respecto?

Por favor, detente aquí unos momentos antes de leer lo que sigue a continuación, porque a estas alturas de tu lectura estoy segura de que tienes la respuesta a esa pregunta; una sabia y llena de luz, como son las respuestas que vienen de tu hermoso ser interior, ahí donde sabes mucho más de lo que crees que sabes.

Cierra los ojos un momento y respira... Sólo respira... Y cuando lo creas conveniente, continúa leyendo...

¿Crees que no entiendo tu dolor al ver así a tu hijo gordo? ¿La frustración que sientes por no poder cambiar las cosas? ¿La vergüenza secreta que te amarga el ánimo? ¿Lo cansada/o que estás de luchar sin éxito contra el odioso sobrepeso de tu hijo? ¿Tu enorme deseo de que esto fuera diferente?... Pero dime, ¿de qué han servido todos tus agobiantes intentos hechos hasta el día de hoy sino sólo para abrumarte y separarte emocionalmente de tu hija/o? Si hubieran servido de algo ya no estarías lidiando con esto. ¡Y lo sigues haciendo porque esos métodos no funcionan! No han funcionado hasta hoy ni lo harán dentro de 20 años. Simplemente, ¡esos métodos no sirven!

Pero los seres humanos somos a veces tercos y cerrados: queremos llegar a otro lugar, pero seguimos caminando por el mismo sendero, que obviamente nos lleva al mismo sitio, esperando que "esta vez sí me conduzca a aquel otro espacio al que quiero llegar". Caminar el mismo camino te llevará siempre al mismo lugar... ¡Punto! Así funciona la vida.

Entonces, ¿por qué no intentas hacerlo de una manera diferente con la certeza de que obtendrás resultados diferentes? Y con estos "resultados diferentes" no me refiero a que al fin lograrás que tu hijo gordo baje de peso (aunque tal vez ése sea uno de los resultados). Lo que sí es seguro es que al andar otro camino, verás otros paisajes, olerás otros aromas, escucharás otros sonidos, sentirás otras emociones. Y en este cambio de percepción es donde suceden los milagros. Se trata de cambiar tu percepción de la situación, no la situación en sí misma.

Un milagro es un cambio en la forma en que percibimos algo, dice el maravilloso libro *Un curso de milagros*. No tienes que cambiar a tu hijo gordo (porque además ni siquiera has podido hacerlo), sino cambiar *tu percepción* de él. Hasta el día de hoy, esa percepción la ha conformado y creado tu miedo: a que su sobrepeso le traiga problemas de salud, a que destruya su autoestima, a que le ocasione burlas y humillaciones, a que le impida tener éxito y felicidad en la vida... Siendo muy honestos, también miedo a que hablen mal de ti y a que te juzguen como una mala madre o mal padre.

Ese cambio de percepción significa que no permites más que sea el miedo el que conforme y moldee la manera en que ves a tu hijo, sino el amor. No soy ninguna ilusa; sé que el amor se te esconde cuando lo ves comiendo, engordando, caminando con ese andar pesado y antiestético con el que se anda al tener que cargar todos esos kilos. Pero tu amor está ahí; sólo que se encuentra cubierto por las densas nubes de tu dolor, tu vergüenza, tu frustración y tu cansancio.

Ese amor escondido se asomará cuando comprendas lo que tu hijo siente por tu rechazo y por tu lejana e inalcanzable aprobación; cuando te pongas en sus zapatos para sentir su enorme necesidad de gustarte, sin importar la edad que tenga; cuando te des cuenta de que ha aprendido que es indigno de amor (y de tu amor), sólo porque es gordo.

Como en un día nublado, las nubes se desvanecerán dejando paso al sol brillante, cuando seas capaz de sentir y decir lo que mencioné en el párrafo anterior: "Es verdad que no me gusta que estés gordo, me choca que lo estés. ¡Y cómo quisiera que bajaras de peso! Pero aunque estés gordo, de todas maneras te amo. Y si toda la vida sigues siendo gordo, toda la vida te voy a amar así". Transmitir este mensaje probablemente sea el meollo de este libro. Si me pidieran describir en una frase lo que me ha llevado a escribirlo, diría que es transmitir esto.

Así pues, un camino certero para lograr el cambio de percepción consiste en ser capaz de ponerte en los zapatos del otro, lo cual te permitirá entender su sentir; al entender nace la comprensión y, con ella, la compasión y el respeto.

En una ocasión tuve como pacientes a una madre y a su hija gorda de 26 años de edad. Entre ellas habían ocurrido toda la vida las mismas dinámicas de relación de los casos que he expuesto y que son tan comunes en casi todas las familias en las que se presenta esta situación. Un día me sentí un tanto cansada por la enorme cerrazón de la madre de esta mujer que no era capaz de entender, ni en la mínima medida posible, nada de nada respecto de su hija: ni sus sentimientos, ni el porqué de su forma de actuar, ni sus razones para tomar una decisión determinada; ni lo que decía, pedía o preguntaba.

Durante una sesión decidí tomar medidas más radicales y vivenciales para llevar a la madre a vivir la experiencia de su hija con la esperanza de que así pudiera sentirla y comprenderla, lo cual, créeme, era urgente en extremo. En ese momento les pedí, a la hija y a la madre, que se quitaran los zapatos y los intercambiaran, de manera que una usara los de la otra. Risitas, leves quejas, expresiones de inconformidad y carcajadas acompañaron el proceso de seguir mis indicaciones. Luego vino la parte que me interesaba: le pregunté a cada una cómo se sentía y cómo se veía con esos zapatos. "Como pordiosera —dijo la madre—; no porque estén viejos, sino porque no me gustan." "¡Ay, qué zapatos tan incómodos, ¿cómo puedes caminar con ellos, mamá?!", comentó la hija. "¡Qué horrible me veo!", agregó la mamá. "Yo me siento aprisionada", expresó la hija. Y a éstos se sucedieron comentarios similares.

Les dejé una tarea terapéutica: tenían que usar los zapatos de la otra (esos mismos) durante todo un día, el próximo día de asueto (que era en dos días) ya que podrían quedarse en casa sin tener que salir a trabajar. Les dije que si no cumplían con esa tarea, ya ni se molestaran en volver a la terapia porque no las seguiría atendiendo. A veces los terapeutas tenemos que hacer cosas como éstas para romper las barreras y mover algo de una vez por todas. Cuando se ha establecido un fuerte *rapport* o confianza entre el terapeuta y el paciente, éste sabe en su interior que lo que aquél hace está cargado de respeto, de amor incondicional y de interés genuino por su bienestar y por serle útil. Y éste era el caso.

De ese modo, la siguiente semana llegaron a su cita con una carga emocional más ligera, contentas y risueñas como nunca las había visto. Y, sobre todo, se les percibía un dejo de complicidad y alianza en su forma de mirarse y de interactuar. Pedí a cada una que me dijera cómo se había sentido usando durante todo un día los zapatos de la otra. Respondieron más o menos lo mismo que habían dicho en la sesión anterior. La madre: "Yo no podía dejar de verme y sentirme como pordiosera. ¿Has visto a los mendigos de la calle que traen zapatos que alguien les regaló pero que no les quedan bien? Pues así me veía yo". La hija: "Yo me cansé muchísimo de usar los zapatos de mi mamá. Me sentía prisionera dentro de ellos".

Dirigiéndome a la madre le dije: "Es justamente así como se siente tu hija, como pordiosera, mendigando tu aceptación y tu amor, que le retiras porque está gorda. Tratando cada día de llenar las altas expectativas que tienes acerca de ella para que te guste y obtenga tu aprobación, pero encontrándose con tus reclamos, tus críticas y tu rechazo". A la hija le comenté: "Así se siente tu mamá, muy cansada de luchar por lograr la meta que se impuso: que bajes de peso. Aprisionada en ese deseo que no la deja vivir. Frustrada por no poder lograr lo que tanto quiere, pero que no depende de ella

Por fin la madre pudo entender lo que sentía su hija. Por fin la hija pudo entender lo que sentía su madre. Con ello se abrió la puerta para caminar hacia el sendero que a cada una le correspondía recorrer. El de la madre, atender su grave codependencia. El de la hija, tomar la decisión de qué quería hacer respecto de su sobrepeso y responsabilizarse por ello.

No puedes cambiar a otros, sólo a ti mismo. ¿Cuántos años tiene el padre de Nora intentando cambiarla? Más de 30. ¿Lo ha logrado? No. Nora ha bajado 30 kilos en los últimos dos años y sigue adelante en este proyecto de vida, porque llegó el momento en que ella dijo ¡basta! y porque tomó la decisión de hacerlo por su propia voluntad y convicción al ver los tremendos problemas de sobrepeso de su amada hija. Sergio bajó de peso por su propia convicción y por el deseo de llevar una vida sana. Lo mismo ocurrió con Fernanda y con Elena.

Tu hijo no cambiará, ni en el tema de ser gordo ni en ningún otro, porque tú insistas o porque lo critiques y lo hipervigiles. Decir, presionar, insistir, criticar y forzar no sirve, nunca ha servido ni servirá *en unos años*. Ya deja de andar ese camino que te lleva al mismo lugar y que te tiene tan cansado. Sé valiente para recorrer otro sendero que te conducirá a destinos más felices. Deja de luchar por cambiar a tu hijo gordo; ni siquiera has podido hacerlo. Mejor mírate a ti mismo, encuentra lo que tú necesitas cambiar y trabaja sobre ello.

Un camino diferente te llevará a un lugar diferente. No lo digo yo: es la ley de la vida.

PROHIBIDO SER MEJOR QUE YO

En cierta ocasión, un cirujano plástico me contó sobre una mujer de 52 años de edad que llegó a su consultorio y le dijo: "Doctor, quiero tener mejor cuerpo que mis hijas veinteañeras". Y a partir de ahí se sometió a una serie de cirugías plásticas para "reparar" todas las partes de su cuerpo que lo necesitaban para alcanzar su meta. El doctor me describió cada una de las intervenciones que le había hecho a lo largo de unos tres años y luego me mostró la fotografía del resultado final, donde, por su privacidad, el rostro estaba cubierto. Al ver aquella imagen sentí pena por esa mujer. ¡Se veía tan artificial! Y sin importar cuán "relleno" se viera su cuerpo, su piel y algunas partes de éste mostraban la inevitable realidad de sus 52 años.

Hay madres, más de las que te imaginas, que se enredan en una enfermiza competencia con sus hijas jóvenes; competencia que seguramente perderán. Una mujer puede cuidarse, permanecer muy sana y guapa, pero muchos signos de la edad se hacen presentes, y no importa a cuántas cirugías plásticas se someta, algunos no desaparecen.

Tony era una hermosa mujer de 40 años de edad que se conservaba muy atractiva y bien cuidada. A lo largo de su vida había basado su autoestima, su éxito y su felicidad en el frágil recurso de su belleza. Su única hija de nueve años era una criatura linda, pero no tanto como ella. Como sucede con muchas chicas que de niñas no son tan bonitas, cuando llegó a la pubertad comenzó a convertirse en una hermosa joven, tan bella como su mamá. Al paso de cinco o seis años, su belleza comenzó a superar a la de su madre, cuyo cuerpo iba "de bajada" mientras que el de su hija iba "de subida"; un golpe de realidad demasiado duro para aquélla, que tenía pánico de perder su juventud.

Afectada por todos los factores mencionados, la madre comenzó a desarrollar una actitud patológica hacia su hija: le cocinaba muchos platillos engordadores, le regalaba chocolates, la invitaba a comer postres y llenaba la alacena y el refrigerador con alimentos de alto contenido calórico. No es que la madre se hubiera sentado un día a planear cómo engordar a su hija para que no fuera tan hermosa como ella; más bien se trataba de una reacción inconsciente, movida por el miedo a aceptar lo que la realidad le mostraba.

Como era de esperarse, poco a poco la chica comenzó a ganar peso, y ante sus expresiones de inconformidad porque estaba engordando, la madre le decía algo como: "No te preocupes por eso, te ves muy bien, esa hermosa cara que tienes nada te la quita", etcétera.

A la par que esto sucedía, la madre comenzó a alardear mucho ante sus amistades y su familia, diciendo que, a pesar de la diferencia de edades, ella tenía más "pegue" que su hija; de que los hombres la miraban más a ella en la calle a pesar de ser mayor, y de que cuando iban a algún viaje a ella le surgían más pretendientes que a la joven.

A diferencia de los casos en los que la madre trata a toda costa de hacer adelgazar a su hija gorda y se acaba las entrañas en el intento, existen otros como éste en los que sucede exactamente lo contrario: de manera inconsciente, la madre trata de engordar a la hija para que nunca la supere, estableciendo este decreto: "*Prohibido* ser mejor que yo" o, en este caso específico: "*Prohibido* ser más bella que yo". Los decretos de los padres son órdenes para el hijo, el cual los obedece más allá de su voluntad y de su conciencia. A veces se convierten en cárceles que les impiden ser lo que quieren y pueden ser. De hecho, una de las tareas de la vida más difíciles para la mayoría de los adultos es volverse consciente de estos decretos y liberarse de ellos, para así establecer su propia individualidad.

Existe una infinita variedad de posibles decretos de padres a hijos; por poner sólo unos ejemplos:

- Prohibido ser feliz.
- Prohibido ser rico.
- Prohibido ser mejor que yo (en uno o en todos los aspectos).
- Prohibido casarte.
- Prohibido admirar y amar a tu padre o a tu madre.
- Prohibido irte.

No todos los decretos se tratan de prohibir; algunos implican la orden de ser o hacer algo. Cabe mencionar que los decretos no necesariamente se expresan verbalmente, aunque a veces sí ocurre de ese modo. La mayoría de las veces se transmiten de manera no verbal y el inconsciente del hijo los recibe, los interpreta y reacciona en consecuencia.

A propósito de los decretos expresados verbalmente, recuerdo el caso de un paciente de 23 años de edad que estaba muy enamorado de su novia. Él pertenecía a una familia de clase socioeconómica baja y a fuerza de estudiar duro consiguió terminar una carrera universitaria. Su incipiente empleo le generaba mensualmente una cantidad decente de dinero y un día decidió que una vez por semana llevaría a su novia a cenar a un buen lugar. No te imagines que ese "buen lugar" era un restaurante de lujo; era uno perteneciente a una de esas cadenas que tienen varios establecimientos en diversos puntos de la ciudad y en casi todas las ciudades del país.

Cuando le comentó a su papá acerca de sus planes, éste le dijo con total desaprobación: "No te desubiques, hijo, nosotros no vamos a esos lugares. Llévala a los tacos o a la fonda; hasta ridículo te vas a ver entrando ahí". El decreto detrás de esto era: "Prohibido ser mejor que tu familia; prohibido hacer lo que nosotros no podemos o no nos atrevemos a hacer; prohibido superarnos".

Un niño no tiene alternativa: debe obedecer los decretos de sus padres porque depende de éstos para su supervivencia y porque no tiene la capacidad de discernir. Pero un adulto, por amor a sí mismo y a toda su familia, debe trabajar para hacer conscientes esos decretos y, por propia voluntad, elegir "desobedecerlos". Desde pequeños nos han enseñado que debemos ser obedientes, pero cuando crecemos hay que tener la valentía de desobedecer a lo que sólo nos limita y enferma. Así, un paso a la adultez sana implica empezar a desobedecer las órdenes externas, limitantes y absurdas, y aprender a obedecer a la propia guía interior, proceso que a la mayoría les lleva mucho tiempo. A veces toda la vida.

Tal vez en este momento te preguntes por qué, si los padres de hijos gordos están constantemente "ordenándoles" que bajen de peso, ese hecho no tiene el efecto que supuestamente los decretos paternos provocan. La respuesta: porque no se trata de un decreto, sino de un deseo del padre/madre, contaminado con todas las paradojas, proyecciones inconscientes y dobles mensajes de los que ya hablamos. Un decreto lleva el mismo mensaje en todos los niveles, por eso ejerce tan poderoso efecto.

YO NO PUEDO LOGRARLO, LÓGRALO TÚ POR MÍ

Como pudimos observar en las historias presentadas y como podemos percibir en innumerables familias de hijos gordos, uno de los padres, o ambos —los mismos que tratan de que sus hijos bajen de peso—, son gordos. Con gran frecuencia, como lo contó Elena en una entrevista, la persona con sobrepeso llega a un punto en el que siente que ha perdido la batalla, y con ello también ha perdido la esperanza. En casos como éstos, la madre o el padre gordos pueden desarrollar una proyección inconsciente de ese tipo: "Yo no puedo bajar de peso; baja tú por mí". Al ayudar a adelgazar a su hijo, simbólicamente logran la meta que no han podido conseguir en su persona.

Si muchos padres de hijos gordos también lo son, esto nos lleva a preguntarnos: ¿con qué derecho presionan a su hijo para que baje de peso cuando ellos mismos son obesos? ¿Por qué lo hacen? Las respuestas son las siguientes:

- Sienten vergüenza.
- Actúan así por amor y genuino interés por el bienestar de su hijo.
- Inconscientemente le dicen: "Yo no puedo conseguirlo; consíguelo tú por mí".
- Inconscientemente plantean: "Cambiándote a ti, cambio mi historia".

Lo hermoso de "darse cuenta" de por qué ocurren las cosas es que nos lleva a entender que en nuestra compleja humanidad, en nuestro interior, coexisten y conviven día a día nuestras virtudes y nuestros defectos, nuestras mentiras y nuestras verdades, nuestras grandezas y nuestras miserias.

Tú no eres peor ni mejor que yo o que cualquier otro; somos igualmente valiosos, aunque algunos somos más o menos valientes que otros para reconocer o no esas realidades ocultas que no nos gusta ver, porque nos confrontan con aspectos de nosotros mismos que preferimos mantener en la sombra.

La vida es así... Las personas somos así... Y está bien.

3

Significados que le damos a la comida

LA COMIDA COMO SÍMBOLO DE AMOR

¡Por supuesto que la comida es un símbolo de amor! ¿Quién podría dudarlo? Cocinamos para nuestros hijos de la mejor manera y con la mejor calidad que podemos, porque nos interesa que estén bien nutridos; ofrecemos alimentos deliciosos a nuestros amigos y a nuestros seres queridos, para proporcionarles momentos de gozo; celebramos eventos importantes de nuestra vida, compartiendo ricas viandas con la gente que queremos; cocinamos para nuestro amado el platillo que le gusta, para consentirlo y complacerlo.

Comida y amor son dos elementos que con mucha frecuencia van de la mano a lo largo de cada día de nuestra vida.

No obstante, en algunos casos esa asociación entre amar y dar de comer adquiere un matiz un tanto diferente, tal como podemos apreciar en las historias de Fernanda, Nora, Elena y Sergio. En estos casos, como en muchísimos otros, proporcionar a los hijos comida engordadora es interpretado por los padres como una manifestación de amor que, aunque extraña y confusa, no por eso es falsa o indigna.

Sucede también que los padres que tienen que dejar a sus hijos solos en casa para ir a trabajar, movidos por el influjo de la culpa y la tristeza que esto les genera, inconscientemente tratan de compensarlo con comida y dulces, que se convierten en un símbolo de afecto. Darles comida es igual a llenarles el vacío de su ausencia y a brindarles compañía; darles dulce es igual a proporcionarles la dulzura de su afecto mientras están lejos y la distancia les impide proveerles.

Así también, algunos padres intentan complacer a sus hijos y hacerlos sentir bien, dándoles a manos llenas esos alimentos que tanto les gustan, sin poner límites a su consumo y sin pensar que, sin duda alguna el dejarlos a su entera disposición tendrá repercusiones en su salud.

Por eso es tan importante la información sobre la buena nutrición, la cual, por cierto, no es en lo absoluto aburrida ni desagradable. Alimentar bien a un niño no significa que sólo coma cosas insípidas y nunca consuma algo de la llamada "comida chatarra"; significa, en cambio, que aprenda a disfrutar el delicioso sabor de lo saludable y que alimentarse con comida chatarra y engordadora no implica un adecuado estilo de vida.

A los padres en general nos cuesta mucho trabajo entender que el gran amor que le tenemos a nuestros hijos incluye decir *no* muchas, muchas veces a lo largo de su vida; no sólo en el aspecto de la alimentación, sino en muy diversas situaciones y contextos. Complacerlos no siempre es adecuado y sano; decir *no* con frecuencia incluso les salvará la vida en el sentido más amplio de la expresión.

Cuando nos alimentamos de manera sana, el cuerpo se acostumbra a lo bueno, se vuelve sensible y nos guía amorosamente, rechazando lo que lo daña e inclinándose por los antojos que lo benefician. Cuando uno se alimenta adecuadamente, no sufre; no es que tenga que reprimirse y aguantarse sin ingerir ciertos alimentos. Los que le hacen daño al organismo ni siquiera se antojan: más aún, uno siente rechazo hacia ellos.

Como te mencioné en la introducción, el anexo de este libro fue escrito por mi hermana Margarita, quien es una excelente y reconocida nutrióloga, especialista en medicina naturista y en terapias alternativas, así como autora de varios libros sobre el tema. Aquí te ofrece información suficiente para que comprendas la importancia de una alimentación sana, tanto para nosotros como para nuestros hijos, así como recomendaciones prácticas para tenerla.

Por el gran amor que les tienes a tus retoños, porque deseas verlos sanos y felices, y porque lo merecen, es importante que te tomes el tiempo para informarte sobre el tema. Les puedes evitar graves problemas de salud y todo el dolor emocional que, por ser niños o jóvenes gordos, sin duda alguna vivirán, o ya viven.

LA COMIDA COMO LAZO, CONEXIÓN E IDENTIFICACIÓN

Algo muy interesante nos muestran los casos de Fernanda y Elena. El padre de cada una las dejó desde muy pequeñas y no las apoyó ni estuvo presente en ningún aspecto de su vida.

Ambas lo necesitaban y lo extrañaban. Al no tenerlo cerca, inconscientemente se identificaron con él en el sobrepeso que éste tenía y en su glotonería y su gusto por las comidas engordadoras.

Y así, al hacer lo mismo que el padre y al convertirse físicamente en lo mismo que él, lo tomaban, se sentían cerca, le mostraban su lealtad.

Se trata de las ampliamente estudiadas "lealtades inconscientes" que se dan en las familias (no sólo en las de hijos gordos); significa que entre dos (y a veces más) miembros de ésta se forjan lazos que en el fondo son producto del amor y tienen el objetivo de "seguir" los pasos o el destino del otro, ya sea para ayudarlo a soportar su carga emocional, para solidarizarse o para que no se quede solo en su situación. Las lealtades inconscientes pueden surgir en un sinnúmero de situaciones, pero siempre se caracterizan porque un miembro se une al destino del otro, sea enfermedad, muerte, pobreza, soledad o cualquier otra circunstancia dentro de las infinitas posibilidades que se presenten en la vida humana. Estas lealtades inconscientes pueden darse entre antecesores y descendientes, pero también entre miembros de la familia que están en el mismo nivel jerárquico; por ejemplo, los hermanos. Siempre, sin excepción, son motivadas por el amor.

Así pues, Fernanda y Elena, al engordar como su padre y alimentarse como él, simbólicamente le decían: "Papá, te veo, estoy contigo, soy gorda como tú".

Al no tener a su padre presente en su vida, al sentir el vacío que su ausencia les dejaba, inconscientemente crearon ese lazo de conexión entre ellas y su papá: la sobrealimentación y la obesidad. Es enorme la necesidad de un niño de tener una conexión con su madre y con su padre; el no tenerla lo deja huérfano, aunque no estén muertos.

A mi parecer, Fernanda y Elena podrán deshacerse de su sobrepeso para siempre cuando lleven a cabo un trabajo terapéutico para, amorosamente, tomar a su papá, devolverle esa carga emocional que sólo a él le corresponde soportar y liberarse del destino de ser gordas.

LA COMIDA COMO COMPAÑERA

Esta faceta la vemos expresada de manera muy clara en el caso de Fernanda. Ella, como muchos niños cuya madre tiene que salir a trabajar para mantenerlos, pasaba muchas horas sola. Esa experiencia fue muy dura para esta criatura, por lo que, para aligerar un poco esa soledad, se enganchó con la comida como si fuera su fiel compañera. De hecho, en eso se convirtió. Es interesante notar que estos niños tan solos se sienten más fuertemente atraídos por lo dulce, aunque eso no significa que las cosas saladas no les apetezcan. Habiendo comentado ya el símbolo de "lo dulce", nos queda claro por qué es así.

Recuerdo el caso de un chico de ocho años que se la pasaba solo todas las tardes, de lunes a sábado, en el departamento donde vivía con su mamá soltera. Ella era contralora de una empresa cuyas jornadas de trabajo, además de la distancia, la obligaban a salir muy temprano de casa y volver ya muy tarde. Esa circunstancia impedía que pudiera llevar a la escuela a su hijo y recogerlo a la salida. Cada noche, sin importar lo exhausta que estuviera, preparaba el desayuno y la comida del siguiente día para que el niño, quien iba y venía solo, comiera antes de irse y al regresar de la escuela.

El chico era extremadamente tímido y retraído. Se volvió muy responsable con sus tareas y sus estudios... No le quedaba de otra. Cada minuto que pasaba solo en el departamento, tenía la televisión encendida; sin duda alguna el escuchar las voces de otros lo hacía sentirse acompañado. Recalentaba lo que su mamá había cocinado, comía frente a la tele y ahí mismo hacía su tarea. El resto de la tarde la pasaba frente a la fiel pantalla, mientras seguía comiendo. Habría sido menos duro para él si hubiera tenido un hermano/a con quien compartir y acompañarse mutuamente, pero era hijo único.

Quedaba muy satisfecho con la comida que le dejaba su mamá, pero necesitaba seguir introduciendo alimentos en su boca y en su estómago, como en un intento por llenar el vacío físico y emocional que sentía. La comida era para él (de hecho así lo es) un símbolo de mamá: ella da la vida y el alimento; ella nutre.

De tal forma, este solitario chico desarrolló el hábito de comer toda... literalmente toda la tarde, cualquier cosa que encontraba. La dividía con los dedos en minúsculos pedacitos, mientras se metía a la boca uno tras otro, lentamente, al grado de que una pieza de pan le podía durar hasta una hora. No se trataba de hambre. Es obvio por qué lo hacía.

Un día sucedió algo que conmovió profundamente a la mamá y que la obligó a tomar decisiones radicales en su vida. Una noche llegó del trabajo muy tarde y su hijo ya estaba dormido. Al encender la luz vio correr a un pequeño ratoncito que se escondió asustado debajo de la estufa. De inmediato sacó la trampa para ratones y la colocó cerca de su escondite. Acto seguido se fue a dormir. Unas horas después, rompiendo el profundo silencio de la noche, se escuchó el fuerte sonido de la trampa que se había accionado y los iiiiiies del chillido del roedor. Madre e hijo despertaron, fueron a la cocina y descubrieron al ratoncito aplastado por la trampa.

El niño comenzó a llorar con tal intensidad, que su mamá no podía entender lo que le ocurría. Cuando se calmó un poco y ante la insistencia de ella, el chico le contó su secreto. Ese ratoncito había estado en el departamento durante varias semanas, él no quiso decirle nada porque sabía que lo mataría. Con la presencia del ratón, con el conocimiento de que ahí con él había alguien más —aunque fuera un roedor—, no se sentía tan solo.

Unos días después de este acontecimiento me encontré a la mamá en el supermercado. Me contó esta anécdota y me dijo que estaba pensando muy seriamente en que tenía que hacer algo urgente para cambiar la situación incluso; consideró la posibilidad de renunciar a su demandante empleo. Pensó que podía sacar provecho de sus bien demostradas habilidades culinarias (yo ya había probado algunos de sus manjares) y de sus aptitudes contables para trabajar por su cuenta y así poder pasar más tiempo con su hijo.

Me pidió mi opinión y se la di. Le dije que yo creía de verdad que cuando uno trabaja en actividades que tienen que ver con sus propios talentos y le permiten expresarlos, le va bien, muy bien. Y que las madres solas están muy acompañadas, apoyadas y protegidas. Cuando se hace lo correcto,[1] todo sale bien. Y a mi parecer, lo que estaba planeando era lo correcto para ella y para su hijo.

Después de unas tres semanas, esta valiente mujer tomó la decisión que cambiaría su vida. Seguí en contacto con ella durante un par de años después de eso. Estaba radiante, feliz, mucho más relajada, le iba muy bien y, lo mejor, podía pasar las tardes con su hijo y llevarlo a alguna clase de deportes o a pasear. Después me mudé de ciudad y le perdí la pista, pero sé en mi corazón, que ambos siguen bien.

No digo que todas las madres en esas circunstancias deberían renunciar a su empleo para pasar más tiempo con sus hijos. Lo que deseo con todo el corazón es hacerte notar que si éste es tu caso, en la medida de lo posible y de acuerdo con tus realidades, busques la manera de que tus niños (más aún si es únicamente uno) no estén solos tanto tiempo. Te sugiero que los inscribas en alguna clase o que los apoyes para que practiquen un deporte extraescolar, que pidas apoyo a la abuela, a la tía o la vecina para que por lo menos una tarde a la semana estén con ellos y que agotes todas las posibilidades para que no pasen tanto tiempo en la soledad de la casa.

Correré el riesgo de que me juzgues de feminista o de que creas que padezco misandria (odio a los hombres), pero no puedo dejar de expresar aquí la indignación que me causa el hecho de que algunos padres abandonen a sus hijos a tal punto que no les importe si tienen para comer, si tienen un techo para vivir, si están desamparados porque su madre tiene que dejarlos solos para ir a trabajar y mantenerlos. Padres que dejan toda la carga sobre la espalda de la mujer a quien, aunque sea fuerte, llega a pesarle mucho esa tarea. Señores… ¡QUÉ LES PASA!

[1] Uso el término *correcto*, no en el sentido de los esquemas y prejuicios sociales moralistas y represores, sino en el sentido de seguir lo que el ser interno dicta, porque ahí está la verdad.

¡Sí, sí, ya lo sé!, las mamás también abandonan a sus hijos. Pero, según las estadísticas, del universo de padres y madres *abandonadores*, el 16% son mujeres y el resto, varones. No eximo de su responsabilidad a las mujeres, ni digo que seamos unas santas, porque también tenemos nuestro horrible lado oscuro y hacemos nuestras sucias manipulaciones. Lo que digo es *¡que pensemos en los niños!* Lo único que me importa aquí son los niños solos, los abandonados, los abusados, los incapaces de hacer nada para defenderse o cambiar su circunstancia, porque no pueden hacerlo por sí mismos, porque dependen de nosotros hasta para subsistir, porque son pequeños. Ya podrán cambiar las circunstancias de su propia vida cuando crezcan, pero mientras eso sucede, son total y absolutamente nuestra responsabilidad.

¡He dicho!...

LA COMIDA COMO "TAPÓN"

"Cada vez que mi niño de 18 meses llora o se enoja, le doy algo de comer para contentarlo", me dijo hace unos días una paciente, desesperada y preocupada por los malos hábitos de alimentación que está desarrollando su hijito (ya no tiene apetito a la hora de comer) de los cuales ella está bien consciente de haber creado.

A los niños se les da comida (sobre todo golosinas y, muy especialmente, dulces) para aplacarlos y/o contentarlos, porque suponemos que todos los minutos del día deben estar sonrientes y felices. No es así. Un bebé o un niño, como cualquier otro ser humano, experimenta estrés, incomodidad, aburrimiento, enojo y frustración. Como adultos, tenemos muchomiedo de experimentar esos sentimientos, que erróneamente llamamos negativos, porque creemos que está mal experimentarlos. Como consecuencia tratamos de evitárselos a toda costa a nuestros niños. Este miedo a sentir lo que es incómodo nos lleva a desarrollar toda clase de estrategias para mantenernos y mantenerlos alejados de esas sensaciones.

La vida no puede existir sin toda la gama de sentimientos que son parte de ella y que nos acompañan a lo largo de nuestra existencia. Al vivir en un planeta como la Tierra, no podemos huir de su polaridad: tristeza, alegría; amor, odio; frío, calor; noche, día; hombre, mujer: polo positivo, polo negativo, etcétera.

Conozco a una maravillosa cantante profesional que sólo quiere interpretar canciones alegres. La he visto y escuchado cantar unas cuantas de las que ella llama "tristes"; lo ha hecho de una manera impresionante, excelente, contando con su hermosa voz la historia de esas piezas musicales impactantes que han recorrido el mundo y persistido como grandes éxitos a lo largo de los años; por ejemplo, la canción mexicana "Cucurrucucú, paloma"... conmovedora, desgarradora, estremecedora. Al terminar, su público explota emocionado, tocado en las fibras más profundas de su ser. La retroalimentación que recibe es altamente halagadora, pero ella insiste en que debe cantar sólo piezas alegres.

¿Por qué querrá dejar fuera la otra parte de la vida y de la experiencia humana, como el dolor por las pérdidas, la indignación por el maltrato, las dudas, los miedos y todos los sentimientos que innumerables piezas musicales de verdadera calidad nos muestran? ¿Por qué suponer que sólo hay que cantarle a la alegría? ¿Por qué creer que las devastadoras experiencias que nos introducen en esa "noche oscura del alma", no merecen ser musicalizadas e interpretadas? Quienes han sido bendecidos con el regalo de una hermosa voz, deben movernos a los otros con su don, deben contarnos la amplia gama de historias que la vida presenta, y ésta incluye TODOS los sentimientos.

En fin, volviendo a la comida: ésta puede convertirse en el "tapón" con el que acallamos los gritos que quieren salir de nuestro interior, los sentimientos que se quieren mostrar, los llamados internos que no queremos escuchar. Comer para evadirnos... comer para olvidar... comer para acallar lo que sentimos...

Como padres, con gran frecuencia trasladamos nuestra resistencia a sentir "feo" el proceso de criar a nuestros hijos, implementando toda clase de estrategias para evitarles sentir o expresar lo que consideramos indeseable.

Los bebés y los niños, al igual que todos los demás, necesitan expresar sus sentimientos, todos, para recuperar el equilibro emocional y la homeostasis bioquímica que se pierden en las situaciones difíciles. Y no sólo estas situaciones les causan desequilibrio, sino el hecho mismo de estar vivos.

Así pues, en muchos momentos del día las criaturas necesitan desahogar su estrés y lo hacen a través del llanto o de esos movimientos corporales tan característicos de ellos. No está mal ese desahogo; por el contrario, es sano y necesario.

Un bebé puede llorar aun cuando no tiene hambre, frío, calor o sueño; es decir, cuando todas sus necesidades están satisfechas. En ese caso su llanto es la manifestación de cierto grado de estrés que por alguna razón ha acumulado durante el día. Cuando esto sucede, es recomendable que en lugar de querer callarlo a como dé lugar, la mamá o el adulto que está a su cuidado lo tome en brazos, lo mire a los ojos, le hable dulcemente y le diga cosas como: "Ya, ya, mi chiquito, aquí estoy, te escucho", sin dejar de mirarlo. También puede integrar algunos movimientos como los que conocemos como arrullo o leves palmaditas en la espalda o en los glúteos del bebé, que tanto les gustan y los calman.

Es importante dejar claro que esta estrategia no tiene la finalidad de que el bebé deje de llorar. Detener su llanto no es el objetivo; el bebé se calmará cuando esté listo. El objetivo, en todo caso, es permitirle desahogar lo que lo estresa, para que a su propio ritmo y tiempo pueda retornar al equilibrio.

Los niños mayores, digamos de 18 meses a tres años y medio de edad, cuando se encuentran en la "edad del berrinche" —tan temida por los padres, por cierto—, muestran su estrés, su aburrimiento, su enojo y su frustración a través, precisamente, de esta actitud.

Es innumerable la cantidad de padres que, como la madre que mencioné al inicio de este apartado, cada vez que el niño llora o expresa de cualquier forma uno de esos sentimientos que no les gustan, le tapan la boca con alguna golosina. Así también, el chupón (sobre el beneficio o perjuicio del cual hay controvertidas opiniones) es usado por muchas madres y padres como tapón para apaciguar al bebé y mantenerlo muy quieto, tan quieto, que a veces ni siquiera puede balbucear o emitir todos esos sonidos que preceden al desarrollo del lenguaje y que la criatura necesita hacer, para lograr su pleno dominio.

Refiriéndonos a niños mayores, también se les tapa la boca dándoles alguna golosina para que estén contentos, pero además, a esas alturas de su vida, ya los hemos "entrenado" lo suficiente como para que les quede bien claro que si expresan alguno de esos sentimientos que nos parecen inaceptables, recibirán nuestro castigo, nuestro rechazo o nuestra desaprobación. Permitir a los niños que expresen lo que sienten, es todo un arte que muchos padres se resisten a aprender.

Como mencioné, lo que motiva estas conductas es la creencia de que nuestros hijos siempre deben estar contentos, y lograr que así sea se vuelve el sentido de su crianza. Sobra decir que si esto se convierte en un patrón —es decir, en un estilo de vida—, el niño, por una parte, desarrollará pésimos hábitos alimentarios que conllevan la necesidad de ingerir algo todo el día, con las consecuentes desventajas de los desórdenes digestivos que al paso del tiempo esta conducta genera. Por otra parte, esto influirá poderosamente en el tipo de relación que nuestro hijo creará con la comida, usándola como apaciguador; en pocas palabras, para evadir la incomodidad emocional que inevitablemente, a veces se presenta.

Al verlo de forma superficial pareciera que el hecho de usar la comida como tapón es, más que una desventaja, una ventaja. Si te va a evitar que sientas "feo", ¿por qué no? Con frecuencia digo que si evadir, negar y reprimir realmente sirviera para ser felices, resolver nuestros asuntos psicológicos y estar emocional y físicamente sanos, yo me especializaría en apoyar a mis pacientes y a mis lectores para que aprendieran muchas estrategias de evasión, negación y represión. Pero hago todo lo contrario, convencida por mi experiencia y por los conocimientos académicos que he adquirido, de que no querer ver, no dejar salir, no trabajar sobre lo que nos enferma y nos hace infelices, garantiza un destino de mayor sufrimiento y enfermedad no sólo para nosotros mismos, sino también para nuestros descendientes.

LA COMIDA COMO SÍMBOLO DE ESTATUS

La diversidad de seres humanos que habitamos el planeta se ve reflejada, entre otras cosas, en la infinita variedad de creencias, costumbres y tradiciones, y, en el caso que nos ocupa, de criterios respecto del valor social de la comida. A una clase social determinada también se le relaciona con el tipo de comida, la forma de servirla y la cantidad que consume.

En su edición de octubre de 2011, el *Journal of Consumer Research* presentó los resultados de una investigación llevada a cabo en la Universidad de Northwestern, en Estados Unidos, relativa a la asociación que se da entre ciertos sentimientos y las porciones de comida elegidas. Los investigadores encontraron que las personas que se sienten indefensas tienden a elegir porciones más grandes, como una forma de elevar su sensación de poder y la percepción de su estatus social. Al parecer, ésta es una tendencia común entre las personas sin importar necesariamente su cultura. Asimismo, los investigadores identificaron que las personas consideran el tamaño de su casa, de su automóvil y de otros productos de consumo, como símbolo de su estatus social.

Así pues, se encontró que las personas de estratos sociales de menor nivel económico, que en ese sentido se sienten más vulnerables, ingieren porciones más grandes de alimentos como un intento por compensar dicha vulnerabilidad. Esta tendencia es, sin duda alguna, un camino seguro al sobrepeso.

Otro aspecto interesante en torno de este estudio es que el comportamiento de las personas involucradas en él, se modificó cuando los investigadores les informaron que en las situaciones y en los actos de prestigio y de clase alta se servían porciones de menor tamaño.

De igual manera, según las creencias y los prejuicios de cada cultura, existen determinados tipos de alimentos que se relacionan con un alto estatus económico y social, en tanto que con algunos otros sucede lo contrario.

Durante la entrevista con Sergio, me contó que desde que era pequeño recuerda los marcados prejuicios que predominaban y siguen predominando en su familia en relación con el tipo de alimentos considerados como "finos" y los considerados como "corrientes". Por supuesto, los primeros eran muy deseables, y los segundos, inaceptables.

Por ejemplo, un paquete de café que diga "Hecho en Veracruz" (por cierto, un café excelente y altamente valorado por los que saben en todo el mundo) lo califican como indeseable y no lo compran; pero si dice "Made in USA" lo compran aun cuando su calidad pueda ser menor. Los frijoles son para los pobres, para la gente de la clase baja; las papas, por su parte, son para las personas de la clase alta. Más aún, son preferibles las papas congeladas que provienen de Estados Unidos que las papas naturales compradas en el mercado.

Este gran malinchismo y prejuicios presentes en la familia de Sergio en relación con la comida, son característicos de muchas familias en diversas culturas y sociedades.

4

Patologías y trastornos relacionados con la obesidad y la comida

Nadie puede negar que comer causa placer, no sólo por la variedad de sabores deliciosos que los alimentos nos ofrecen, sino porque su consumo produce en nuestro cerebro, y en el cuerpo en general, ciertas hormonas y otras sustancias químicas estimulantes que brindan equilibrio y propician placer.

No obstante, existe una serie de factores emocionales, psicológicos, familiares y sociales, que a lo largo de la vida se van asociando con el peso corporal y con la comida, y determinan nuestra forma de relacionarnos con ella, el uso que le damos y los motivos conscientes e inconscientes que matizan el acto de comer.

El conjunto de todos estos factores propicia la creación de ciertas patologías y trastornos en relación con el peso corporal y la comida. Algunos son tan comunes como el hecho de que casi todos, cuando estamos tristes, aburridos, ansiosos o con una sensación de soledad, sentimos ganas de comer para llenar ese hueco. Otros son trastornos profundos que afectan enormemente la vida de quien los padece y de quienes están a su alrededor. Para sanarlos, es necesaria la intervención de un equipo multidisciplinario de profesionales especialistas en la materia: psicólogos, psiquiatras, nutriólogos y médicos, así como de grupos de apoyo cuya eficacia ha sido más que probada a lo largo de los años.

Por lo general las personas afectadas por estas patologías se resisten a reconocer que tienen un problema y que necesitan ayuda, y a buscarla. Lo hacen hasta que llega el momento en que ya no pueden más y tocan fondo. Otros, lamentablemente, mueren sin alcanzar ese punto.

EL FETICHISMO RELACIONADO CON LA OBESIDAD

Fetichismo se define como la admiración y la devoción hacia algún objeto al cual se denomina fetiche. En el tema que nos ocupa, el fetichismo relacionado con la obesidad se manifiesta por una atracción extrema y exclusiva hacia las personas que tienen sobrepeso, en quienes el fetichista encuentra excitación sexual, por el hecho mismo de su enorme tamaño.

Cuanto más obesa sea la pareja, mejor. Para ello, el fetichista acude a estrategias como el llamado *feederismo,* el *stuffing* y el *padding (*palabras provenientes del inglés), las cuales analizaremos a continuación.

Feederismo

Este término proviene de la palabra inglesa *feed* (alimentar). Y la mejor traducción posible de *feederismo* sería "cebar".

Esta patología se presenta siempre en pareja. Un miembro de ésta es obeso, y el otro, un admirador de los obesos. Este último, llamado *cebador*, se dedica a alimentar a su pareja continuamente... más y más... con la finalidad de hacerlo, ganar el mayor peso posible. La meta última es lograr que su pareja sea "la más obesa" y, con ello, provocarle la inmovilidad total; de esta manera, tendrá que depender del cebador, aun para los más simples actos de la vida, ya que al alcanzar tal grado de sobrepeso no será capaz de hacer absolutamente nada por sí misma.

El aspecto profundo de esta relación patológica es la necesidad de controlar y de ser controlado. Así, al llevar a su pareja a un punto de obesidad que le genera completa inmovilidad, el cebador adquiere el control total sobre ella. Al mismo tiempo, al depender al cien por ciento de su admirador, el obeso se libera de cualquier tipo de responsabilidad de sí mismo.

En esta dinámica de relación, el cebador encuentra gran placer (emocional y sexual) al alimentar a su pareja, y ésta, en el acto mismo de comer, pero sobre todo al complacer a su cebador engullendo todo lo que le ofrece. A su vez, éste, mientras alimenta al obeso, le brinda toda clase de muestras de amor verbales y físicas que refuerzan su autoestima y, por ende, la dinámica que se establece entre ambos. Mientras el obeso siga comiendo todo lo que le da su cebador, tendrá su amor. Vale hacer notar que casi siempre éste le da de comer en la boca, de tal forma que lo único que el obeso tiene que hacer es abrirla, masticar el alimento y deglutirlo.

En el día a día, pareciera que el sentido de la vida del cebador es alimentar a su pareja, y el de ésta, comer y darle gusto a aquél. Esta obsesión puede llegar a tal punto que el cebador se levante en las madrugadas para cocinar alimentos en grandes cantidades y con un gran contenido calórico para luego despertar a su pareja y alimentarla. Así también, procura que duerma la siesta después de un atracón, con la intención de que engorde más.

La vida del obeso es sumamente sedentaria, ya que a su cebador no le agrada que aquél camine o haga el mínimo ejercicio para que no queme calorías y con ello estropee el proceso de engorda.

Por lo general, esta patología se presenta entre parejas conformadas por un hombre y una mujer, o en parejas homosexuales (hombre y hombre, o mujer y mujer).Con menos recurrencia, entre una madre y su hijo, cuando la madre necesita inmovilizarlo para que nunca se vaya de su lado.

Con frecuencia sucede que en la pareja que padece *feederismo* el obeso fue antes anoréxico o bulímico. Al ver perdida la partida, al sentirse derrotado ante el tormento de mantenerse delgado, se va al extremo opuesto y se dedica a comer, involucrándose con alguien que baile la misma danza.

Sea como sea, estas personas viven convencidas de que lo que hacen está bien y de que les proporciona felicidad.

Stuffing

Podemos traducirlo como "rellenar". Esta patología consiste en comer, comer y comer hasta que el abdomen se distiende, lo cual puede producir excitación debido tal vez a la presión que el abdomen ejerce sobre los órganos sexuales, pero sobre todo, al hecho mismo de sentirse y verse más gordo. A su vez, la excitación de la pareja se obtiene al ver el enorme abdomen distendido que así luce con un mayor tamaño.

Padding

Su traducción sería "rellenar con almohadillas". Es la práctica de colocar sobre el abdomen del obeso varias capas de ropa, cojines o almohadillas, una sobre otra, más y más, de tal forma que simule un gran abdomen, lo cual excita a ambos miembros de la pareja.

Tanto en el *stuffing* como en el *padding* la excitación se produce con la fantasía de ganar peso, aun cuando éste sea imaginario.

TRASTORNOS ALIMENTARIOS

La bulimia y la anorexia son unos de los trastornos alimentarios más conocidos. Aun cuando a continuación haré una distinción entre la una y la otra, ambas tienen en común ciertos factores que las caracterizan: se presentan más comúnmente en mujeres que en hombres, lo cual está favorecido por la enorme presión social que se ejerce sobre ellas: hay que ser delgadas para ser dignas de tener éxito y de ser amadas. Por lo general, la anorexia y la bulimia comienzan en la adolescencia y, en algunos casos, cuando la persona no recibe la atención profesional necesaria, se extienden durante muchos años más.

Quienes padecen estos trastornos tienen una gran ansiedad y una gran preocupación por su peso y su aspecto físico. Se sienten totalmente inadecuadas e indignas; su autoestima está deteriorada y su imagen corporal, distorsionada. Esto significa que, sin importar cuán delgadas sean, se siguen sintiendo y viendo gordas.

Recuerdo a una paciente que padecía anorexia; su cuerpo era extremadamente escuálido, al grado de que sus huesos se notaban a través de la delgada piel que forraba su esqueleto, sin la más mínima capa de grasa ni músculo entre ellos. Con gran desesperación, un día se puso de pie frente a mí y me dijo: "¡Mírame, Martha! ¡Ve qué horrible mi panzota, mis enormes nalgas, mis lonjas!" Créeme... no había nada de eso. Por más que sus seres queridos, sus amigos o su terapeuta le digan a estas personas lo contario, simplemente a nadie le creen; ni siquiera al espejo. Sólo validan su propia percepción de sí mismas, y ésa es: que están realmente gordas.

Así también, las personas que padecen este tipo de trastornos alimentarios son sumamente propensas a sentir culpa casi por cualquier cosa. Esto es el resultado de una "vergüenza" que habita en su interior.

Aclaremos: vergüenza y culpa son cosas muy diferentes. La culpa es producto de un acto que hicimos y puede desvanecerse o incluso desaparecer si pedimos perdón o si de alguna forma resarcimos el daño o corregimos dicho acto. La vergüenza, por su parte, tiene que ver con la propia identidad, no con los actos: "Yo soy inadecuada; toda yo estoy mal; soy un error".

La culpa y la vergüenza las conducen a volverse perfeccionistas, atormentadas por la tremenda autoexigencia y las altas expectativas (con frecuencia irreales) que ejercen sobre sí mismas, por lo que no importa cuán maravillosos sean sus logros y cuán exitosas lleguen a ser; nunca será suficiente. Son también muy vulnerables a la necesidad de tener el control, y a sentir ansiedad cuando lo pierden, o cuando las cosas no salen como las desean.

Debido a la falta de nutrientes, así como a sus sentimientos frecuentes de ansiedad, miedo, autoexigencia y preocupación por su peso, las personas que padecen anorexia o bulimia pueden tener periodos de depresión. Así también, desarrollan una fuerte tendencia a mentir, ya que tienen que hacerlo constantemente para ocultar ante sus seres queridos el hecho de que vomitan, toman laxantes y diuréticos, o no comen.

Las consecuencias de no atender estos trastornos son muy graves e incluso pueden causar la muerte. Estas personas necesitan ayuda profesional, que es proporcionada a través de centros de recuperación donde se internan durante algunas semanas, o por el trabajo conjunto de profesionales (psicólogo, médico y/o psiquiatra y nutriólogo) que les ayuden a salir adelante. En cada caso, de acuerdo con el avance de la enfermedad y otros factores que habrá que evaluar, se recomendará la internación o el tratamiento ambulatorio. Sea como sea, este problema tiene que ser reconocido y atendido; y cuanto más pronto, mejor.

Bulimia

Esta palabra proviene del griego βουλτμια que significa "hambre en exceso". Dicho trastorno tiene causas psicológicas y orgánicas, y consiste en periodos de compulsión en los que la persona que la padece come enormes cantidades de alimentos y luego, atormentada por la culpa y el miedo a engordar, se provoca el vómito. Después viene otro atracón, con sus consecuentes culpa, miedo y vómito... Así continúa, en un obsesivo y compulsivo círculo vicioso. Es muy común que la persona bulímica use medicamentos tales como laxantes o diuréticos, con el objetivo de acelerar la pérdida de peso.

Existen dos tipos de bulimia: la purgativa y la no purgativa. En la primera, justo después de un atracón, al sentir tremenda culpa y miedo de ganar peso, la persona se provoca el vómito y generalmente también usa laxantes y diuréticos para lograr su objetivo. En la segunda, después del atracón, la persona se pone a hacer ejercicio intenso y se somete a una estricta dieta, o a un ayuno, con el fin de contrarrestar las calorías que pudo haber ganado.

Anorexia

La palabra proviene del griego αν- *(an-)*, que significa "ausencia", y όρεξη *(orexe)*, que significa "apetito". Este trastorno alimentario consiste en la pérdida acelerada de peso, debida a la suspensión de la ingesta de alimentos, sobre todo de los que poseen más calorías. Por lo general, también está acompañada del uso de laxantes o diuréticos y de la práctica de ejercicio físico excesivo.

Existen dos tipos de anorexia: la nerviosa restrictiva y la purgativa. En la primera, la persona consume cantidades mínimas de alimentos y realiza intenso ejercicio físico. En la segunda, utiliza métodos tales como el vómito, diuréticos o laxantes después de haber comido, aun cuando las porciones de alimento que ingirió hayan sido ínfimas, porque en el caso de los anoréxicos siempre son así.

Por otra parte, la persona aquejada por este trastorno presenta un fuerte miedo a comer, porque puede engordar si lo hace. Más aún, teme comer en presencia de otros, porque seguramente la cuestionarán por lo poquísimo que ingiere y la instarán a comer más, o simplemente, porque no desea que su "secreto" sea descubierto.

Megarexia

Esta palabra proviene del griego μέγας, que significa "grande" y όρεξη *(orexe)* que significa "apetito". La distorsión de la percepción de la imagen corporal que caracteriza a los trastornos alimentarios, no se queda en la anorexia y la bulimia, aunque en otros trastornos esta distorsión se da en otro sentido. Contrariamente a lo que ocurre con las personas bulímicas y anoréxicas —quienes, como ya comentamos, se perciben a sí mismas como gordas aunque estén extremadamente delgadas—, en el caso de los megaréxicos la distorsión de la imagen corporal se manifiesta al percibirse a sí mismos muy delgados, aunque en realidad tengan exceso de peso. No aceptan ni reconocen este exceso como tal, sino que le dan el significado de salud y vitalidad.

Por ese motivo, se atiborran de alimentos con alto contenido calórico y de grasas, con la intención de ganar peso ya que, según ellas, son muy delgados. Debido al tipo de alimentos que consumen, llegan a desarrollar una importante desnutrición (obesos desnutridos) que termina afectando de manera importante su salud.

Una amiga médico me contó en cierta ocasión que llegó a su consultorio una familia conformada por los padres y un hijo adolescente con marcado sobrepeso. El chico alegaba que estaba gordo y sus padres (en la negación absoluta) le pedían a mi amiga su ayuda para hacerle ver a "este muchacho necio" que no era verdad. Cada vez que el chico se quejaba porque era gordo, ellos le decían cosas como: "Es que eres de complexión robusta" y "No eres gordo, eres grande". Ante estas respuestas, el chico les mostraba que ya no le quedaba la ropa, a lo que los padres respondían: "Estás creciendo, necesitamos comprarte algo nuevo".

Mi amiga, como la buena profesional que es, confrontó a los padres con la báscula, los números de la cinta métrica con que midió la cintura del muchacho y su índice de grasa corporal, a lo cual ellos respondieron que esa inestabilidad en el peso era normal durante la adolescencia. Mi amiga insistió en los números, que no mienten, y les advirtió acerca de los enormes riesgos que la obesidad traería a la salud del joven si no hacían algo al respecto. Salieron de su consultorio con una notoria inconformidad y molestia. Ella me llamó en seguida para contarme y preguntarme de qué rayos se trataba todo eso. Proporcionar un diagnóstico sin conocer siquiera a la familia y sin haber interactuado con ellos hubiera sido muy aventurado de mi parte pero, *grosso modo*, le dije que tal vez se trataba de uno de esos casos donde la realidad pega tan fuerte y genera sentimientos tan difíciles de manejar —como el miedo, la culpa y la preocupación—, que mejor la negamos y la pintamos de rosa con el fin de poder tolerarla.

Pasados unos meses recibí otra llamada de mi amiga en relación con el mismo caso. Los padres regresaron con su hijo, pero esta vez porque éste presentaba gran hostilidad hacia ellos, pesadillas, ansiedad extrema, inseguridad y miedos infundados, todo lo cual no era de extrañarse tomando en cuenta la situación en la que el chico vivía inmerso. Sus ojos y todo su cuerpo le decían una cosa, y sus padres, otra.

La palabra de los padres ejerce una fuerza muy poderosa en todas las edades y para el adolescente esa palabra contradecía todo lo que él veía y sentía, lo cual lo llevaba a una confusión insostenible: "¿A qué le hago caso: a lo que veo o a lo que me dicen que es la realidad? ¿Cuál es la verdad...?" Vivir con esta incongruencia y con esa confusión puede llegar a causar graves trastornos psicológicos en quien está sometido a su influjo.

Si bien éste no es precisamente un caso de megarexia, ya que el afectado sí se percibía gordo, lo cual era real, es interesante mencionarlo aquí para mostrar que los padres eran los que presentaban esta distorsión de la imagen corporal de su hijo, con todas las consecuencias que produjo, y que afortunadamente fueron atendidas a tiempo.

Ortorexia

Este término proviene del griego ὀρθός *(orthos)*, "correcto", y ὄρεξις *(orexis)*, "apetito". A la persona que padece este trastorno alimentario la caracteriza una fuerte obsesión por comer sólo alimentos muy saludables. Desarrolla sus propias reglas alimenticias y es rígidamente fiel a ellas. Las marcadas restricciones en su alimentación pueden provocar el desarrollo de un importante grado de desnutrición, lo cual le provoca deseos repentinos e intensos de comer ciertos alimentos que considera insanos. Tiene una tremenda fuerza de voluntad para resistirse, pero si algún día pierde el control y sucumbe ante ellos, experimentará fuerte culpa y autorreproche, sintiéndose algo así como contaminada y sucia por dentro.

Algunos podrían suponer que no es malo interesarse en cuidar la alimentación y comer sólo comida sana. Sin embargo, ése no es el caso de la ortorexia. La persona que la padece vive con una constante preocupación y con una frecuente obsesión por este tema. La posibilidad de romper sus rígidas reglas alimenticias le genera una tortura emocional y mental insoportable y constante.

La ortorexia se diferencia de la anorexia y de la bulimia en el sentido de que en éstas la obsesión y la preocupación de la persona se relaciona con la cantidad de comida, en tanto que en la ortorexia tiene que ver con la calidad de los alimentos.

Tanto en la megarexia como en la ortorexia encontraremos los mismos síntomas y rasgos de personalidad que caracterizan a quienes padecen anorexia o bulimia: baja autoestima, autoexigencia, obsesión por la comida que acapara la mayor parte de su tiempo, de sus pensamientos, de su atención y de su energía, y la tan mencionada distorsión de la percepción de su imagen corporal.

EL AUTOCONCEPTO

La imagen corporal distorsionada también se presenta en personas que no padecen ningún trastorno alimentario, sino sólo una baja autoestima, inseguridad y complejo de inferioridad.

A propósito de esto, recuerdo una ocasión en la que impartí una conferencia. Dos o tres minutos después de que inicié mi participación, llegó apresurada una joven pareja que se sentó en primera fila, en un lugar que al parecer estaba reservado para ellos.

Llamó enormemente mi atención la extrema belleza de la joven, que pude apreciar aún más cuando la conferencia terminó y se integró al grupo de los organizadores que me llevaron a cenar, de quienes eran familiares.

La hermosa chica se sentó a mi lado y durante la sobremesa, momento en que se forman subgrupos y cada quien platica por su cuenta, me contó que vivía atormentada por la preocupación de no ser lo suficientemente atractiva para su esposo y de que éste terminara interesándose por alguien más.

¡Me quedé atónita! ¿Cómo era posible que esa bellísima joven supusiera que no era atractiva para su marido? La verdad era que, en palabras de él, la veneraba, la adoraba, y con el simple hecho de verla cuando despertaban, en la cocina, en el coche o en la cama, se le "caía la baba". La baja autoestima y la inseguridad de esta chica, aunadas a las altísimas expectativas que tenía de sí misma (todo lo cual se estableció desde su más tierna infancia), no le permitían validar su gran belleza ni interiorizar y tomar el amor y la fascinación que su marido sentía por ella.

Hija menor de una familia de tres hermanas, la infancia de esta joven estuvo caracterizada por un constante rechazo por parte de su madre, quien siempre la comparó con sus otras dos hermanas, comparación en la cual ella solía llevar las de perder. Desde sus primeros años de infancia, hasta el día en que la madre las abandonó, no escuchó de ella más que críticas y reclamos.

Un hijo necesita imperiosamente, y por sobre todas las cosas, gustarle a sus padres. Cuando a ellos no les gusta, éste sufre mucho. Y el hecho de criticarlo y rechazarlo constantemente le refuerza con dramatismo este mensaje: "No me gustas". En la mente de un niño, que no tiene todavía desarrolladas las áreas de su cerebro vinculadas con el pensamiento abstracto y lógico, ese mensaje no pasa por el filtro de estos procesos mentales que sirven para discernir comentarios como: "Mi mamá me critica todo el tiempo porque tiene mucha amargura en su corazón por lo dura que ha sido su vida", "Me critica porque me tiene envidia" o, quizás, algo como: "Me critica porque ve proyectados en mí, aspectos de sí misma que aborrece", todo lo cual sería verdad. Ante la ausencia de esas capacidades mentales, el niño toma el mensaje "No me gustas", y lo interioriza; con el tiempo, esto va formando su autoconcepto (lo que piensa de sí mismo) y él llega a convencerse de que aquella es la verdad absoluta.

Por otra parte, cuando un niño es abandonado se gesta en su corazón y en su identidad esta convicción: "Hay algo malo en mí, por eso mi mamá/papá no quiso quedarse conmigo. Soy inadecuado, soy malo, soy indigno de que mamá/papá me ame y quiera estar conmigo". Contrario al caso de la hermosa joven, en cierta ocasión conocí lo totalmente opuesto: la mujer era fea más allá de lo que tu imaginación pueda concebir, al grado de que al verla por primera vez, impactaba su fealdad. No obstante, ella se percibía a sí misma guapísima. Siempre contaba cómo los hombres la perseguían y todos querían seducirla y conquistarla. En el espejo se percibía hermosa y cualquier hombre que volteara a verla (aunque fuera por el impacto que le causaba su fealdad) ella lo interpretaba como que se sentía atraído hacia ella y la estaba seduciendo.

Sobra decir que esto era un mecanismo de compensación: "Me siento tan inferior, que trato de compensarlo convenciéndome de que soy lo opuesto de lo que realmente soy: hermosa e irresistible".

Los anteriores son casos extremos de belleza y de fealdad, pero en algún punto de la línea que conecta estos opuestos nos encontramos todos los demás. Con frecuencia nos percibimos a nosotros mismos de manera un tanto distorsionada para arriba o para abajo; ya sea en cuanto al aspecto físico, en relación con nuestras habilidades y talentos, en cuanto al valor de nuestros logros o en relación con el significado de nuestras acciones.

Como hemos visto en esta sección, la percepción de sí mismo o el autoconcepto puede estar muy lejos de la verdad. "Actualizar" el autoconcepto es un paso necesario que implica conocernos, poner cada cosa en el lugar que le corresponde, y darle la justa medida.

Esta actualización se logra a través de varios caminos que nos llevan al autoconocimiento, como pueden ser la psicoterapia, la lectura, la autoobservación honesta y la evaluación abierta de la retroalimentación que los demás nos dan.

Recuerdo que durante un curso que impartí en una empresa apliqué una interesante dinámica que aprendí en algún libro que leí (pido perdón al autor porque no lo recuerdo). Consistía en que cada uno de los asistentes dejaba sobre su lugar una hoja con su nombre en la parte superior y la leyenda: "Así te vemos". Después, todos se levantaban de su lugar y comenzaban a recorrer el salón, escribiendo en cada una de las hojas de sus compañeros un comentario honesto (prohibido fingir) sobre algo que percibían de él/ella. Los comentarios eran totalmente anónimos (lo cual les permitiría expresarse libremente), ya que la persona no podía saber quién escribió.

Fue realmente interesante para cada uno leer esta retroalimentación y pudieron descubrir cosas de sí mismos que desconocían o, incluso, reafirmar algunas otras que ya conocían.

Cuando te reúnas con un grupo de personas conocidas entre sí, te recomiendo que experimentes esto, que no sólo es divertido, sino realmente enriquecedor.

5

Reflexiones y recomendaciones

Escribir este libro ha sido realmente muy importante para mí. Es difícil no decir lo mismo acerca de cada uno de los que he escrito hasta el día de hoy y seguro seguirá siendo así con los que escriba en el futuro. Decir que uno es más importante que el otro es como afirmar que se quiere y se valora a un hijo más que al otro. En mi caso, esto sería imposible.

No obstante, lo que este libro tiene de particular y diferente de los otros, es que nunca he vivido la experiencia de ser una hija gorda. Esa jamás fue mi vivencia y por lo tanto es probable que haya algo que se me escape o que me impida entender al cien por ciento lo que los hijos gordos experimentan. Aun cuando tengo la capacidad de empatizar profundamente con las personas y con sus problemas, así como de comprenderlas y respetarlas, y, en el caso particular del tema que se aborda en este libro, de empatizar con los hijos gordos, quizás en alguna medida no he podido conectar con ellos en la totalidad y profundidad de su experiencia.

Sin embargo, durante 23 años he trabajado acompañando en su padecer a gordos que se sienten "inadecuados" y "diferentes", y a muchos otros que por otras razones también se sienten así. En ese espacio en particular, sí comparto la experiencia de haber vivido etapas de mi infancia y de mi adolescencia en las que —aunque por diferentes razones— sí me experimentaba a mí misma como "inadecuada". Ese territorio sí lo he pisado y conozco, y comprendo las peripecias, los agobios y los enormes aprendizajes y las bendiciones que el transitar por ese camino nos trae.

Sea como sea, mi cariño y mi respeto hacia los hijos gordos (de cualquier edad) están presentes con plenitud en esta obra.

En lo personal, escribir un libro me introduce en un profundo proceso interior a niveles que no puedo describir y en los que sólo entro precisamente cuando realizo esta actividad. El escribir *Hijos gordos* me ha llevado a muchas reflexiones asociadas con el tema. No afirmo que yo tenga la razón, pero es lo que yo creo. Te lo comparto a continuación para que tú hagas tus propias reflexiones y saques tus conclusiones.

De acuerdo con los informes de nuestras autoridades en salud, entre los años 1999 y 2006 en México el sobrepeso infantil aumentó 40% debido a cambios drásticos en la alimentación. En 14 años, el consumo de refrescos embotellados se incrementó 40%, y todo esto ha llevado a nuestro país al lamentable hecho de ocupar el primer lugar mundial en obesidad infantil y el segundo lugar en obesidad adulta, con todas las desastrosas consecuencias que esto conlleva en todos los ámbitos y de las cuales ya hemos hablado en este libro.

¡Cómo me duele que nuestros niños estén viviendo esto! ¡Cómo me gustaría que los cambios con el paso de los años se hubieran dado en un sentido positivo! Por ejemplo, aumentos en el nivel académico, en los índices de nutrición y de salud infantil, en la abolición del *bullying* en las escuelas, porque éste también se ha elevado en los últimos años en nuestro país.

Y estas realidades tristes, inaceptables, urgentes, me llevan a cuestionarme: ¿qué rayos sucede? ¿Qué ocurre en los hogares, que provoca el aumento de situaciones tan insanas como la obesidad y el *bullying* en contra de nuestros amados niños y adolescentes? ¿Qué estamos haciendo mal?

Llámame como quieras: ignorante, anticuada, ilusa, tonta, desubicada, desacertada, o como te guste, pero no puedo dejar de compartirte lo que he reflexionado al respecto.

Aquí va:

¡Hay tantas madres ausentes!, y como consecuencia, ¡tantos niños solos que pasan muchas, muchas horas del día sin la presencia de su madre, su padre u otra figura de autoridad que controle lo que comen y lo que hacen! Madres ausentes porque el irresponsable padre de sus hijos no los mantiene y ellas tienen que salir a trabajar, o porque simplemente sus prioridades están trastocadas, lo que las lleva a no comprender que si tienen bebés y niños pequeños su principal compromiso con la vida y, por consiguiente, su principal interés, debieran ser ellos. No entender que hay un tiempo para cada propósito en la vida, y el tiempo para los hijos es cuando están pequeños, es el meollo de la soledad de los niños de hoy.

El corazón de una madre es muy sabio y no nos deja hacernos tontas. He tratado a cientos de madres con la actitud que describí en el párrafo anterior; llevan en su corazón una espina clavada, escuchan en su interior una molesta vocecita que les recuerda que sus prioridades no están ordenadas de la forma adecuada. Esa vocecita o esa espina las llevan a sentirse muy incómodas, con un gran conflicto interno y con abrumadoras culpas por dejar a sus hijos tanto tiempo solos. Ese conflicto interno les fastidia la vida.

Lo peor de esto es que, como un mecanismo de compensación, inconscientemente tratarán de suplir la carencia de atención y compañía hacia sus hijos, llenándoles la alacena y el refrigerador con alimentos chatarra: dulces, botanas, chocolates, refrescos, galletas, como si éstos fueran símbolos de su presencia. "A través de este 'dulce' te compenso la dulzura y el afecto que no te puedo dar por mi ausencia"; "Por medio de esta comida de sabores altamente gratificantes te lleno el vacío emocional que mi ausencia cava en tu corazón"; ésos parecieran ser los mensajes detrás del hecho. En generaciones anteriores las madres estaban al cuidado de los pequeños. En muchísimos casos, esto no sucede en la actualidad.

Por otra parte, hemos tomado muy malas costumbres alimenticias de nuestro vecino país del norte, adoptando alimentos insanos y extremadamente engordadores que la publicidad nos vende como si fueran maravillosos sólo porque provienen de allá. Peor aún, las prisas de todos los días y la consecuente falta de tiempo para cocinarles a los hijos, porque están demasiado ocupados con su trabajo, hace que muchas madres y padres los lleven con gran frecuencia a esos restaurantes de comida rápida para no tener que preocuparse por cocinar. ¡Ni soñar en preparar en casa un agua fresca de frutas naturales, con muy poca azúcar y con todos sus beneficios! Es más fácil comprarles refrescos embotellados, cargados de azúcar y de químicos, para que los lleven a la escuela o los beban durante las comidas y el resto del día.

También está el problema del exceso de actividades sedentarias que los niños y los adolescentes llevan a cabo hoy en día, como los videojuegos y la televisión, que ven durante mucho tiempo. Lo anterior no sólo les afecta en el desarrollo de su sistema óseo y muscular, sino también en el de su cerebro. Asimismo, propicia enormemente la posibilidad de ganar peso. Y la situación se agrava cuando realizan estas actividades acompañados de toda clase de comida chatarra, lo que por lo general sucede.

Por otra parte, numerosos estudios prueban que los videojuegos y los programas televisivos con alto contenido de agresión, minan poco a poco la capacidad de los niños y los adolescentes para sentir compasión, para mostrar ternura y para interesarse en los demás. También los orillan a ver la sangre, la agresión y el asesinato como si fueran situaciones normales. No es de extrañar el aumento del *bullying* en los últimos años en las escuelas.

Todos estos asuntos ya ni siquiera se tratan de opiniones personales o de ver si estamos o no de acuerdo; se trata de una cruda realidad que nos muestra a gritos que estamos haciendo mal las cosas, que tenemos que corregir el rumbo, que estamos creando problemas personales, familiares y sociales de cuyas repercusiones me parece que ni idea tenemos. La realidad no miente. ¡Y mira lo que nos muestra! ¡Lo estamos haciendo mal!

Corregir el rumbo siempre es posible. Es una de las maravillas de la vida. Hoy puedes elegir modificar los hábitos de todo tipo que consideras que deben ser cambiados en tu familia. ¡Sé valiente para hacerlo!

CÓMO PERCIBIMOS A LAS PERSONAS GORDAS

En su libro *Psicología de la alimentación*,[1] que recomiendo ampliamente, Jean Ogden hace mención de un estudio realizado en 1969 por los investigadores Lerner y Gellert, quienes encontraron que los estereotipos acerca de la gente obesa se adquieren a partir de los cinco años y se afianzan hasta los 10, con la tendencia a perdurar prácticamente durante el resto de la vida adulta. Los investigadores mostraron a un grupo de niños de esa edad, dibujos de hombres muy delgados, otros de peso normal y otros obesos, y les pidieron que describieran las cualidades que cada uno de ellos tenía. Los niños les asignaron todas las cualidades negativas a los obesos y a los muy delgados, y todas las cualidades positivas a los de peso medio. Asimismo, los investigadores mostraron diversos dibujos de niños: uno tenía la cara desfigurada, otro era minusválido, otro

[1] Jean Ogden, *Psicología de la alimentación*, Morata, Oxford, 2003, p. 90.

más tenía el brazo amputado y uno más era obeso, y les pidieron que dijeran cuál les disgustaba más. Todos, sin excepción, eligieron al obeso.

Por otra parte, la autora mencionada presenta además el estudio realizado en 1985 por los investigadores Wadden y Stunkard sobre las creencias de los niños acerca de los niños obesos. Todos los calificaron como perezosos, sucios, feos, mentirosos, tontos y tramposos.

¿De dónde saca un niño la idea de que ser de piel blanca es mejor que ser moreno, o viceversa? ¿Que ser gordo es despreciable? ¿De dónde aprenden los niños la inmensa variedad de prejuicios sociales que existen? Obviamente, de lo que escuchan decir a los adultos.

Hace unos cuantos días comí con seis personas. Alguien me preguntó sobre qué libro estaba trabajando en este momento y yo le comenté que sobre *Hijos gordos*. La conversación giró hacia ese tema y surgieron muchos comentarios y opiniones de cada uno. Una de las personas presentes, una mujer de unos 62 años, dijo: "Yo no puedo sentir respeto hacia las personas obesas, porque no es algo que les suceda, sino que ellas se lo buscan". Y luego se expresaron diversas opiniones al respecto.

Como una hora después nos retiramos del lugar y tuvimos que caminar algunas cuadras. Ya era de noche. La mujer que expresó dicho comentario usaba unas sandalias de piso muy lindas, pero también muy "peligrosas", porque son de esas que tienen suela de baqueta que es tan resbalosa e incómoda y en cada paso el pie se desliza de un lado a otro. Además, no había llevado sus lentes y le costaba trabajo ver dónde pisaba en la semioscuridad de la calle.

En un momento dado, al pisar en un espacio desnivelado, su pie resbaló dentro de su sandalia y cayó de manera horrible, golpeándose contra el piso una costilla y la parte derecha del rostro. Todos acudimos en su ayuda y el resto de las horas las dedicamos a atenderla y procurarle la atención y los remedios necesarios.

Pasó un par de días y dentro de mí seguía resonando aquel duro comentario de aquella mujer: "Yo no puedo sentir respeto hacia las personas obesas, porque no es algo que les suceda, sino que ellas se buscan lo que les ocurre". Sentí ganas de volver a ver a esa persona para llevarla a imaginar que nosotros, quienes íbamos con ella cuando se cayó, y la apoyamos, le hubiéramos dicho entonces: "Tú te lo buscaste por andar con esas sandalias y sin lentes", y en lugar de ayudarla, hubiéramos dejado que se las arreglara sola. Estoy segura de que algún día la volveré a ver y espero tener la oportunidad de expresarle este pensamiento.

¿Que si las personas con sobrepeso se lo buscan por la manera insana y abundante en la que comen? Es verdad, pero no podemos ir por la vida juzgándolas y menospreciándolas, porque si somos honestos todos y cada uno de nosotros tenemos los problemas que tenemos porque los creamos; o expresado con las palabras de la susodicha: porque nos lo buscamos.

Imagina que llegas a mi consultorio buscando mi apoyo profesional para solucionar un problema familiar, personal, laboral o de cualquier índole. Visualízate contándome acongojado lo que te sucede, y yo respondiéndote: "Pues te está sucediendo eso porque tú te lo buscaste". Aunque de alguna manera eso es verdad, y es necesario asumir la propia responsabilidad de lo que hemos creado en cualquier área de nuestra vida como primer paso para solucionarlo, no podemos ir por el mundo con esa cruel y humillante actitud, sino tener compasión[2] y respeto los unos por los otros. Al fin y al cabo todos tenemos nuestros lados oscuros.

[2] Por favor, toma nota de la diferencia entre compasión y lástima. La primera significa acompañarte en tus sentimientos, en tanto que la segunda significa sentirme superior a ti, y desde "ahí arriba" verte con desprecio, como se ve a alguien inferior.

Despreciar y rechazar a una persona gorda sólo por el hecho de serlo, denota una baja calidad espiritual. ¿Es que por ser gordos no son dignos de ser amados, de tener éxito, de ser respetados, de ser felices? ¡De ninguna manera!

Sin embargo, vivimos en esta sociedad hipócrita que, por un lado, promueve la idea de que lo importante es la belleza interior y lo que lleva la persona por dentro, pero, por otro lado, en la práctica, en la realidad para la mayoría de la gente el aspecto el físico es lo que importa y lo que abre o cierra puertas.

RESCATANDO AL NIÑO GORDO QUE FUISTE

Si tú fuiste un niño/a gordo/a; si todavía lo eres, sólo a ti te corresponde decidir darle a tu salud la importancia que merece y decidir liberarte de ese peso extra que cargas a cada paso de tu vida. Si fuiste una criatura gorda, rescata a ese niño dolido, enojado e indignado que llevas dentro.

He aquí mi propuesta: encuentra una fotografía de tu infancia. Observa a eso gordo que eras. Deja que fluyan con honestidad los sentimientos que espontáneamente surjan, sean los que sean. Tal vez los primeros momentos sientas rechazo y enojo hacia esa criatura; tal vez la critiques e incluso, quizá te den ganas de romper esa foto o de esconderla para siempre. ¡No lo hagas!... Espera... Sigue observando, deja que continúen fluyendo tus sentimientos tal como surgen. En un momento dado, comenzarán a aparecer otros sentimientos, como compasión y amor. Tal vez esto no suceda el primer día; quizá tengas que realizar tu "sesión" de observar la fotografía durante varios días o incluso semanas. Hazlo hasta que puedan surgir los otros sentimientos. Ten paciencia.... Respeta tu propio ritmo...

Una vez que hayan surgido, es momento de escribir una carta para esa criatura. En ella le dirás lo que te hubiera gustado que tus padres te dijeran entonces. Le dirás que la amas tal como es, aunque sea gorda. Le mostrarás tu compasión y tu apoyo expresándole que entiendes lo que siente por estar así, su vergüenza y su rabia cuando se burlan de ella, que intuyes su impotencia por no poder cambiar las cosas. Expláyate… Dile todo lo que necesites decirle… Toma tu tiempo…

Es muy importante que sientas realmente lo que digas, porque no debes mentirle a tu niño interior. Si todavía no puedes sentir todo ese amor, espera unos días o unas semanas, o incluso unos meses más, hasta que suceda.

A partir de ese día, deberás mantener esa foto expuesta en un portarretratos, a tu vista y a la vista de todos. Desde ese día ya no te avergonzarás de esa criatura ni la mantendrás oculta; la mostrarás. La defenderás de quien la critique, le darás un lugar en tu vida, el lugar del que se le privó sólo por ser gorda. Y también, desde ese día en adelante te mantendrás conectado. Escuchándola, protegiéndola, amándola.

Si lo crees más conveniente, busca a un terapeuta que te acompañe y te guíe en este proceso, lo cual será siempre mucho mejor que andar solo por este doloroso camino.

OTRAS RECOMENDACIONES

La comida y la disciplina

"Le digo a mi hija que sólo lleve a la escuela un chocolate, pero se lleva cinco", me dijo la madre de una niña con un sobrepeso de más de 20 kilos. "Ya le he dicho que no coma dulces entre las comidas, pero no me hace caso", dice la mamá de un niño de tan sólo seis años, que va que vuela para ser obeso. "Cuando vamos al súper quiere que le compre refrescos, galletas, papas fritas, etcétera, y si no se los compramos se enoja horrible", me cuentan los padres de un adolescente que ya presenta altos niveles de colesterol y ácido úrico. "Le compro todas esas golosinas porque ella me las pide", es el caso de otra familia en la que los padres no pueden decir *no*.

¿Desde cuándo los niños y los adolescentes deciden sobre temas tan importantes como su salud? ¿Desde cuándo los padres son los que obedecen y se ajustan a los mandatos de los hijos? Desde que perdimos la cordura en cuanto a asuntos tan trascendentales en la vida de los niños, como son la autoridad y la disciplina.

En nuestra muy loable búsqueda por ser mejores padres, en algún punto del camino confundimos estas importantísimas herramientas con anticuadas formas de tormento que nos alejan de nuestros hijos. ¡No lo son en absoluto! Son, por el contrario, caras del amor paternal que les aseguran el sano desarrollo de su personalidad y, en general, una vida mejor.

A pesar de los innumerables beneficios que la autoridad y la disciplina aportan a nuestros amados hijos, la mayoría de los padres no las ejercen, y no porque no les importe su bienestar, sino porque no están conscientes de su trascendencia. Si bien ya en mi libro *Hijos tiranos o débiles dependientes* analizo con profundidad el porqué, el para qué y el cómo de la disciplina y la autoridad (te recomiendo que lo leas), aquí me limitaré a rescatar un par de puntos que le den base a este segmento.

Todo sistema (y la familia es un sistema) para poder funcionar necesita una estructura jerárquica, así como ciertas reglas (llamémosles así a falta de una mejor palabra) que le den orden y armonía. Si no tiene estos elementos, no es posible que el sistema perdure, y si lo hace, en él reinarán el caos, la desarmonía y, por ende, el sufrimiento de todos sus integrantes. Los padres deben estar en el primer nivel de esa estructura jerárquica, por el simple hecho de que son los progenitores, los procreadores, los mayores, los iniciadores de ese sistema. Cuando dejan su lugar vacío, y debido a que en el universo no existe el vacío, éste lo ocupará uno o todos los hijos, y con ello vendrán los conflictos, el dolor y la enfermedad emocional y/o física para varios o para todos los miembros de la familia: porque se ha violentado la ley del orden y como consecuencia lógica viene el desorden en todas y cada una de sus posibles manifestaciones.

¡Piérdele el miedo a decir NO! Piérdele el miedo a que tus hijos se enojen si lo dices. Entiende que tú eres la autoridad en casa, el adulto, el que toma las decisiones en muchos temas en los que tus hijos no están capacitados para hacerlo. Muchas pero muchas veces en la vida tendrás que decir NO, y punto; ¡aunque se enojen!

Hay situaciones en que podrás dejar que tu hijo tome decisiones por su cuenta y a su gusto; otras son negociables y podemos llegar a un acuerdo con él, cediendo y ganando ambas partes; pero hay otras que no son negociables en lo absoluto, la decisión la tomas tú, y cuando así conviene, tendrás que decir NO.

En otro sentido, la disciplina ha sido y sigue siendo una poderosa herramienta sin la cual no es posible realizar sueños, superar obstáculos, alcanzar metas y, por ende, el éxito en el aspecto de la vida que a cada uno le interese. Cuando conocemos la historia de los grandes realizadores en el campo del arte, la ciencia, la salud, la filosofía y en cualquier otro aspecto de la experiencia humana, encontramos en cada uno de ellos una tremenda capacidad para tolerar la frustración y para ir más allá de sus capacidades hasta lograr la meta soñada. Todo eso se hace posible gracias a la disciplina que desarrolla en nosotros un carácter fuerte, el cual nos permite dar más, sobreponernos a las desilusiones que invariablemente se encuentran en el trayecto, seguir caminando aun cuando pareciera que el horizonte se aleja a cada paso que damos, tocar mil puertas o construir la propia cuando ninguna de aquéllas se abre. Sin disciplina, tus hijos no desarrollarán la fortaleza de carácter que se requiere para alcanzar, para realizar, para ser felices.

Enfocando esas ideas en el tema que nos ocupa, los niños desde pequeños necesitan tener una disciplina en algo tan importante como su alimentación, la cual determina en gran medida su salud. Y, por supuesto, somos los padres los responsables de implementarla. En este tema específico, la disciplina implica establecer ciertas normas, por ejemplo, que tus hijos no coman golosinas antes de los alimentos, así como el tipo y la cantidad que les permitiremos consumir.

Te recomiendo mucho que no uses las golosinas como premios, ya que el mensaje que les das a los hijos al hacerlo, es que éstas son tesoros maravillosos, más valiosos incluso que los alimentos nutritivos y que sólo se llegan a obtener cuando se hacen los méritos necesarios.

La pura verdad es que las golosinas están muy lejos de ser tesoros maravillosos; por el contrario, son productos cargados de azúcar, grasa y químicos que hacen que su consumo frecuente y en grandes cantidades provoque daños importantes y permanentes a su salud. Así pues, darlas como premios lleva a los niños a sobrevalorarlas y a asignarles una importancia que no deben tener en lo absoluto, porque carecen de ella.

Cuando comamos golosinas y las ofrezcamos a los niños, quitémosle el halo de festividad que normalmente le imponemos y hagámoslo de manera natural: es algo que a veces comemos porque se nos antoja, un pequeño extra después de sus alimentos, pero jamás un sustituto de los mismos. Los alimentos saludables son realmente exquisitos y hay que enseñar a los niños a disfrutarlos como tales.

En otro sentido, muchas madres y muchos padres se preocupan porque sus niños a veces no comen bien, o porque no aceptan ciertos alimentos. Algunos llegan a abrumarse y a sufrir a tal grado por este tema, que este estado emocional, aunado a las dinámicas de relación que lo acompañan, resultan mucho peores que el hecho de que su hijo no coma y las posibles consecuencias nutricionales que esto pueda acarrear.

A estos padres yo les recomiendo que no se preocupen más de la cuenta, ya que es normal que los niños pasen por etapas y tengan altibajos en su forma de comer y por muchos cambios en cuanto a sus gustos alimentarios, de tal manera que un alimento que en alguna etapa les encantaba, después de un tiempo ya no les gusta tanto, y viceversa.

El cerebro de los niños está todavía en pleno desarrollo, lo mismo que sus gustos alimentarios. Preocuparse o forzarlos a comer con gritos, castigos o premios no sirve para formarles buenos hábitos sino, por el contrario, para convertir la hora de la comida en un suplicio para toda la familia y en algo muy lejano a lo que se supone que este momento de convivencia familiar debería ser.

Mi punto de vista sobre este asunto, y la recomendación que le doy a los padres que me comentan al respecto, es que se relajen y disfruten la hora de la comida. Supongamos que a tu niño le gustan cinco alimentos; pues dale de comer esos cinco, aunque cuidando que contengan proteínas, minerales y vitaminas. Por ejemplo, si le gusta el arroz o la pasta, pero no las verduras, puedes cocer y moler con la salsa que le pones, algunas de éstas, como la zanahoria, la calabacita, y hasta un poco de espinaca, además del tomate o el sazón que normalmente le das. Esto es lo que hace mi hija Marcia para asegurarse de que mi adorado nieto de tres años y medio coma verduras, porque como todo niño, tiene sus etapas difíciles. Cabe aclarar que la salsa queda deliciosa y sin sabores extraños... ¡Lista para verterla en la pasta!

Asimismo, si a tu niño le gustan los *hot cakes* para el desayuno, puedes agregarle a la harina una cucharadita o dos de germen de trigo y/o amaranto, que son ricos en vitaminas y minerales y enriquecerán enormemente su valor nutritivo sin cambiar el sabor.

A los licuados de frutas con leche les puedes agregar una cucharada de polen de abejas, de cocoa o de ambos, que son sumamente nutritivos; además, les darán un delicioso sabor a chocolate, en lugar de usar los productos cargados de azúcar y químicos que en el mercado se ofrecen para dar este sabor a la leche.

Volviendo a la disciplina en relación con los hábitos alimentarios y a la hora de comer, no sólo deben practicarla los hijos, sino los padres también. Recordemos que nuestros hijos aprenden de lo que somos, no de lo que les decimos. En este sentido, es un pésimo hábito tener la televisión encendida mientras la familia está a la mesa tomando sus alimentos. En estos tiempos en los que casi todos los padres y madres andan tan ocupados y tienen muy poco tiempo para convivir y conversar con sus hijos, desaprovechar la hora de la comida viendo televisión en lugar de verse unos a otros, es un gran error.

Hace algunos meses una pareja vino a consulta porque su hijo de 14 años se estaba volviendo muy retraído y hostil, pero sólo con su familia, ya que con los amigos y con otras personas es alegre, conversador y amable. Aun cuando a esa edad los jóvenes pueden ser bastante pesaditos precisamente con la familia, éste parecía, además, resentido con su padre, un médico muy ocupado que tenía poco tiempo disponible para convivir con su familia. Aun así, realizaba un gran esfuerzo para conseguirlo y a veces invitaba a su hijo a que lo acompañara a atender algún asunto, pero el muchacho se negaba rotundamente a esa invitación.

Al hacer varias preguntas a esta pareja para conocer mejor sus relaciones familiares, me contaron que el padre se esfuerza enormemente por ir a comer todos los días a su casa, pero resulta que mientras comen aprovechan el momento para ver las noticias o cualquier otra cosa en la televisión. Ante estas circunstancias, lo mismo daría que el padre no fuera a casa a comer. Les hice ver cuán desventajoso era este hábito y el precioso tiempo que desperdiciaban al seguirlo. Les recomendé algunos otros cambios y se fueron a casa convencidos de que las cosas mejorarían. Y así fue. En la siguiente sesión, tres semanas después, se mostraron sorprendidos de cómo el no encender la televisión a la hora de comer les "obligó" a hablar de sí mismos: de sus proyectos y de sus experiencias del día, y hasta algunas ligeras discusiones, que siempre serán mejor que el mutismo obligado que propicia una televisión encendida. El padre estaba encantado porque su hijo había aceptado acompañarlo a un congreso y pasaron tres días maravillosos conviviendo y disfrutando.

A veces los cambios requeridos son tan pequeños... y los beneficios... ¡enormes!

Otro aspecto sobre el que los padres deberíamos ser muy disciplinados, es en relación con el uso de todos los aparatos tecnológicos que ya son parte de nuestra vida diaria: el ipod, el iphone, el ipad, el celular, la Blackberry, la computadora o el simple teléfono.

Es impresionante el poder que le damos a todos estos aparatos para dominar y manejar nuestras vidas. Pero más impresionante aún es el lugar prioritario que les concedemos.

Timbra el teléfono (cualquiera que sea) y se vuelve imperioso atenderlo. Dejamos de lado la comida, la plática con nuestra pareja o con nuestros hijos, el momento de descanso, la película que estamos viendo, el amigo con el que conversamos, o cualquier otra actividad, para atender al gran tirano.

Vemos a las familias en un restaurante, cada uno de sus miembros maniobrando su propio aparato y totalmente desconectados entre sí. Con frecuencia, todos experimentamos la frustración que se siente al interactuar con alguien (quien sea), interrumpimos la comunicación porque a uno le llegó un mensaje o recibió una llamada.

Implementa la disciplina de dejar a un lado los aparatos electrónicos y toma la decisión de no atenderlos hasta que termine la hora de comer, de conversar o de ver la película que compartes con los demás. Sé tú quien decida cuándo y hasta dónde permites que esos juguetitos controlen tu vida. Sé tú, en cambio, quien los controle y los utilice, porque no hay duda de que son una hermosura y nos sirven muchísimo, pero jamás deben tomar un lugar prioritario ante algo tan importante como el tiempo que pasamos en familia.

Mensaje final

"¿Por qué quieres escribir un libro sobre hijos gordos?", me preguntó un periodista hace tres años, cuando recién había concebido la idea de escribirlo.

Porque quiero llevar a padres e hijos a ser conscientes de todo lo que un hijo gordo mueve en la familia. Porque quiero llamar la atención de la sociedad sobre esta situación desde otro enfoque. No con una actitud paternalista (o más bien maternalista) y sobreprotectora hacia ellos, lo cual sería una gran falta de respeto, sino simplemente obedeciendo los deseos de ese alguien que soy yo, a quien le gusta ver más allá, abrir puertas cerradas y entrar en lugares ocultos y secretos.

No obstante, mientras escribía el libro, y al mencionarlo en mis redes sociales y en algunos programas de radio o televisión (en los que siempre me preguntan en qué libro estoy trabajando), llamaron fuertemente mi atención los comentarios de la gente obesa que me escuchó o leyó, que puedo resumir en esta frase: "Muchas gracias, Martha Alicia, por dedicar tiempo e interés a escribir sobre nosotros, que hemos cargado con esto toda la vida".

Me impactó todavía más la reacción de las cuatro personas que fueron niños gordos, a quienes tanto agradezco y que me hicieron el favor de permitirme entrevistarlas y plasmar sus historias en el libro, lo cual puedo resumir en esta frase: "Muchas gracias por permitirme contar mi historia", así como su retroalimentación posterior sobre cuánto les sirvió hacerlo.

¿Por qué significó tanto para todas estas personas el hecho de que yo escribiera este libro?, me he preguntado durante el proceso de escritura. Me parece que se debe a varios factores: por una parte, por lo general los hijos gordos siempre han sido relegados de diversas áreas de su vida: de la escuela, de ciertas actividades y de los grupos de amigos. En la familia, de la aprobación y la aceptación de los padres, en primer lugar, y luego del resto de sus miembros, en segundo lugar. En la sociedad, de las oportunidades para obtener mejores empleos y otro tipo de beneficios y experiencias.

Mi libro, por el contrario, en lugar de excluirlos, los incluye, sin juicios. Hablo de ellos de manera muy realista y sin moñitos rosas, desde una perspectiva de la que nadie habla. Me conecto con ellos en un lugar en el que no hay juicios sino comprensión y respeto, al grado de que los he llamado "gordos" dándole a esta palabra un significado totalmente neutro y sin una pizca de desprecio.

Mi querido lector, que fuiste un niño gordo y que tal vez ahora seas un adulto gordo, si quieres seguir así, es tu decisión; tú mandas sobre tu cuerpo y está bien. Si quieres hacer un cambio, también está bien. Lo único que yo te pido es que tomes la responsabilidad de tu decisión, sea cual fuere, sabiendo que cada opción tiene consecuencias y las asumas. Consecuencias que no sólo te afectan a ti, sino que repercuten en todos tus descendientes, porque así son las decisiones importantes de la vida.

Sólo te pido lo siguiente: mira y siente tus piecitos que te llevan cargando por la vida... Escúchalos... Mira y siente tus piernas y el resto de tu cuerpo, que es tu vehículo y tu templo... ¿Qué te dice?... ¿Qué te pide?... Escucha... Siente... Y sólo a esto hazle caso cuando tomes tu decisión.

Sea la que sea, ¡de todas maneras te respeto y te amo!

Anexo

Hijos gordos: un enfoque nutricional

*Margarita Chávez Martínez**

La alta prevalencia de la obesidad en México, hasta el grado de haber colocado a nuestro país en el primer lugar en obesidad infantil y en segundo lugar en obesidad adulta, hace indispensable atacar el problema desde todos los ángulos y uno de enorme importancia es el aspecto nutricional. Aquí proporcionaremos la información con la que los padres y otros adultos necesitan contar para evitar esta pandemia.

¿CÓMO PODEMOS COMBATIR LA OBESIDAD INFANTIL?

La obesidad es un tema de salud pública. Uno de los principales derechos de los niños es el derecho a la salud y corresponde a las instituciones oficiales establecer reglas bien definidas en cuanto a los productos que se ofrecen a los niños en las

* Margarita Chávez Martínez, nutrióloga, diplomada en medicina tradicional china por la Universidad de Beijing, China, y experta en terapias alternativas.

escuelas, en los comercios, en los medios de publicidad, entre otros. Esta reglamentación debe ir de la mano de la educación de padres, docentes y, por supuesto, niños.

Retomemos el concepto de que la obesidad y el sobrepeso son resultado y consecuencia de una "dieta" igual a modo de vida inadecuado. Por consiguiente, la respuesta, o más bien las respuestas deberán estar enfocadas a guiarnos en el proceso de cambiar ese modo de vida inadecuado, por uno saludable.

La lactancia materna durante los primeros seis meses de vida de un bebé es el primer paso importante para obtener dicho modo de vida saludable. Las estadísticas muestran que los bebés que han sido alimentados con fórmulas desde el nacimiento tienen más tendencia a la obesidad y a padecer diversos problemas de salud, físicos y emocionales.

LA GLÁNDULA TIROIDES Y LA OBESIDAD INFANTIL

Antes se consideraba que el mal funcionamiento de esta glándula podría ser una de las causas de la obesidad infantil, pero los estudios más recientes sugieren que ocurre lo contrario: en algunos casos es la obesidad la que puede causar la disfunción tiroidea.

De acuerdo con estudios realizados por científicos italianos, la obesidad infantil podría alterar la forma de la glándula tiroides, tan importante para el crecimiento y el metabolismo. Según el doctor Giorgio Radetti, jefe de esta investigación, la alteración en la función y la estructura de la tiroides es común en niños obesos. En el estudio se encontró que existe una asociación entre el índice de masa corporal y los niveles de la hormona tiroidea, lo que sugiere que el exceso de grasa podría jugar un papel muy importante en la alteración de la tiroides.

En otra investigación, publicada en el *Journal of Clinical Endocrinology and Metabolism,* se hicieron estudios de ultrasonido a 186 niños, los cuales sugirieron que su peso podría estar ligado a cambios estructurales en la tiroides. Los científicos sostienen que la obesidad puede causar cambios en la tiroides, y no a la inversa, aunque aún no queda claro si al perder peso se resolvería el problema.

¿QUÉ SIGNIFICA DIETA O MODO DE VIDA SALUDABLE?

Como ya he expresado, la respuesta a esta pregunta es compleja y debe abarcar diversas áreas de la vida; por ejemplo, sólo por nombrar algunas:

- Tener una alimentación saludable, completa, balanceada, sabrosa, variada y nutritiva.
- Impartir una educación nutricional desde los primeros años escolares que sea veraz y amena para los niños, no supeditada a los intereses de las grandes corporaciones.
- Brindar educación nutricional para los adultos y para la familia en general.
- Practicar ejercicio y tener una vida activa en contacto con la naturaleza; jugar con el agua y la tierra; respirar aire puro con la mayor frecuencia posible.
- Procurar que nuestros niños vuelvan a jugar, correr, brincar, cantar, etcétera.
- Tener una convivencia armoniosa con la familia, los amigos, la comunidad.
- Elegir las actividades en las que podamos desarrollarnos plenamente, de acuerdo con los intereses y las potencialidades de cada uno.
- Disfrutar un esparcimiento sano.
- Cultivar en la familia y en la escuela los principios de una sociedad sana.
- Leer materiales constructivos y amenos.

Éstos son sólo algunos puntos de referencia; en realidad, la lista puede ser interminable. Podríamos sintetizar afirmando que dicha lista debe incluir todas aquellas facetas que influyan para que seamos seres humanos con una vida sana, plena y feliz, que es a lo que debe aspirar cada individuo en lo particular, y la sociedad en lo general.

Creo firmemente que el grado de desarrollo de la ciencia y la etapa de evolución en que nos encontramos en la actualidad, permite que esto se convierta ya en una realidad, siempre y cuando cada uno de nosotros hagamos conciencia de que la salud es el resultado de nuestras acciones y no un castigo del destino. Así asumiremos nuestra responsabilidad para labrarnos una vida saludable, dejando de ser simples espectadores y quejosos de la situación actual, para convertirnos en hacedores, en creadores del "superhombre" que todos estamos llamados a ser.

¿QUÉ SIGNIFICA ALIMENTACIÓN SALUDABLE?

Lo primero que debemos entender es que "somos lo que comemos". La calidad de nuestras células, órganos, sangre y tejidos depende de la calidad de los alimentos que ingerimos. Por lo tanto, la relación entre salud y enfermedad es directamente proporcional a la calidad de nuestra dieta o modo de vida. En esta área de la alimentación, muy concretamente, la salud o la enfermedad serán consecuencia directa de que la alimentación sea saludable o no lo sea.

Por supuesto, aquí entramos en un juego de palabras, puesto que lo que para unos puede ser saludable, para otros no lo es. Sin embargo, hay una manera inequívoca de poder definir y entender muy bien este concepto y es el resultado que se manifiesta en cada individuo en su diario vivir.

Con esto me refiero a que si el modo de vida que llevo es el adecuado, esto se manifestará en que yo sea, o no, un individuo saludable en todos los aspectos de mi vida. Las consecuencias de este hecho se manifestarán en mi rostro, en mi peso, en mi estado de ánimo, en mi desarrollo familiar y social, y en mi salud en general. Al hacer una revisión de los resultados que se muestran en nuestra vida, no podemos engañarnos ni podemos engañar a nadie. ¿Somos personas saludables para nosotros mismos y para la sociedad? ¿O somos un desastre, una carga, también para nosotros mismos y, por ende, para nuestra familia y para la sociedad?

De tal modo, dejemos de jugar con las palabras y hagamos una evaluación de nuestras vidas y de nuestra familia. Y si la conclusión de ese examen es que las cosas no van tan bien, no nos desanimemos; nunca es tarde para empezar. El propósito de este libro es orientarte y llevarte de la mano para desandar el camino equivocado en el área de la nutrición y la salud, así como buscar mejores alternativas.

REQUERIMIENTOS NUTRICIONALES

Siempre he considerado que para que las personas puedan realmente trabajar en el camino hacia una alimentación saludable, deben conocer, por lo menos, las bases esenciales de la nutrición. Un poco de información técnica nos permitirá una evaluación más objetiva sobre la alimentación que actualmente tenemos y los cambios que necesitamos realizar.

Es muy importante entender que para que una persona pueda tener una alimentación nutritiva, sana, equilibrada y completa, debe tomar en cuenta los siguientes porcentajes requeridos por el organismo humano:

- Hidratos de carbono: 60 a 70% de la energía total.
- Lípidos o grasas: 15 a 25% de la energía total.
- Proteínas: 15 a 20% de la ingesta total.
- Vitaminas y minerales: 1 a 2% de la ingesta total.

Es esencial considerar estos porcentajes, pues el equilibrio entre todos los nutrimentos es lo que nos llevará a tener una alimentación sana, completa y nutritiva. Excederse en la ingesta de cualquiera de estos nutrimentos ocasiona desequilibrios que tendrán consecuencias negativas. Los excesos generan obesidad y enfermedades. Las deficiencias, malnutrición y también enfermedades diversas.

El propósito de esta sección consiste en ofrecer una guía práctica sobre cómo empezar a mejorar los hábitos de alimentación de la familia. Proporcionaremos una explicación somera, aunque suficiente para el propósito de la obra, sobre cada uno de los nutrimentos referidos.

Hidratos de carbono

Son la principal fuente de energía para nuestro organismo. De 60 a 70% de las calorías que necesita nuestro cuerpo deben provenir de los hidratos de carbono.

En la actualidad, debido a falta de información o a su mal manejo, se hace creer al consumidor que el producto que contiene menos calorías es el más indicado para su consumo. Ésta es una verdad relativa, pues si no consumimos los hidratos de carbono suficientes que nos brinden las calorías necesarias, padeceríamos una severa deficiencia nutricional y nuestro cuerpo no tendría energía para moverse, ni nuestro corazón para latir, la sangre para circular, el cerebro para pensar ni el metabolismo para realizarse, y, en última instancia, la vida no podría continuar. Por otra parte, si consumimos hidratos de carbono en exceso, los que le sobran a nuestro cuerpo serán almacenados por éste como grasa y aquí se puede iniciar o perpetuar el problema del sobrepeso o de la obesidad. Lo que debemos hacer es aprender a consumir hidratos de carbono de calidad y en la cantidad suficiente, para lo cual conviene conocer la siguiente información. Para empezar, hay que decir que los hidratos de carbono se dividen en simples y complejos.

Hidratos de carbono simples

Son los azúcares como la fructosa, que es el azúcar de las frutas, o como la glucosa, que es el azúcar primario que se encuentra en la sangre. Algunos azúcares que nos son familiares están hechos de la combinación de estos azúcares simples; por ejemplo, cuando la fructosa y la glucosa se unen, se forma la sacarosa, o sea, el "azúcar de mesa". Igualmente, cuando la glucosa y la galactosa (otro azúcar simple) se unen, se forma la lactosa; es decir, el "azúcar de la leche".

Por ser moléculas muy pequeñas, estos azúcares simples son absorbidos con facilidad por nuestro cuerpo. Una vez que los hemos ingerido, prácticamente pasan directo al torrente sanguíneo, proporcionando energía inmediata al organismo para que pueda seguir funcionando.

Los azúcares simples pueden ser naturales, refinados o artificiales. La elección entre ellos marcará una gran diferencia en la calidad de nuestra alimentación. Los azúcares naturales son la miel de abeja, la miel de maguey, la melaza, el piloncillo, el azúcar mascabado, la *stevia*; es decir, los que han sido elaborados directamente por la naturaleza o casi sin la intervención del hombre; por lo tanto, además de contener la fructosa o la glucosa, que son azúcares naturales, están cargados de vitaminas, minerales, enzimas, etcétera, lo que los hace mucho más saludables y nutritivos.

Por otro lado, *los azúcares refinados*, como el azúcar blanca, son los que han sido procesados y en este proceso de refinamiento han perdido sus elementos nutritivos, vitaminas y minerales, y sólo han quedado "calorías vacías".

Casi todas las golosinas, los refrescos, las bebidas embotelladas y los panecillos que consumen los niños en la actualidad, están elaborados con estos azúcares refinados o artificiales, los cuales les aportan energía momentánea, pero como no incluyen nutrimentos, esa energía se quema rápidamente y vuelve a surgir la sensación de hambre. Ésta lleva al niño a volver a comer, y si vuelve a comer un producto vacío de nutrimentos, o sea "chatarra", pronto necesitará volver a comer, con lo que se inicia un círculo vicioso que pronto puede llevar al sobrepeso y la obesidad, con todas sus consecuencias negativas.

El problema va aún más lejos: para el metabolismo de los azúcares nuestro organismo requiere la presencia de minerales. Cuando consumimos azúcares refinados que, como ya explicamos, han perdido sus vitaminas y sus minerales en el proceso de refinamiento, el cuerpo entonces "roba" esos minerales de los alimentos que en ese momento estamos ingiriendo o de nuestros huesos, tejidos, etcétera.

Por consiguiente, consumir azúcares refinados no sólo no nos aporta nutrimentos, sino que también nos lleva a perder minerales y, como consecuencia, a sufrir caries, osteoporosis y alteraciones de nuestro sistema nervioso, entre otros padecimientos.

En la actualidad existen los azúcares artificiales, que son edulcorantes elaborados por el hombre, bajos en calorías, cuyo uso se recomienda con moderación. De ellos, los que no se recomiendan son los elaborados con aspartame o fenilalanina.

Hidratos de carbono complejos

Los azúcares complejos, también llamados almidones, son cadenas largas de azúcares, las cuales, al entrar en nuestro organismo, son fragmentadas gradualmente por las enzimas digestivas, proporcionándonos energía y una sensación de satisfacción, poco a poco, durante más tiempo, incluso por varias horas. Por consiguiente, durante este lapso nos sentiremos satisfechos, no tendremos necesidad de comer más y esto será básico para mantener un peso adecuado.

Estos azúcares complejos o almidones se encuentran en granos y cereales como arroz, cebada, maíz, mijo, avena, trigo, centeno, etcétera; en semillas como el ajonjolí y de calabaza y girasol; en el pan y en las pastas, siempre y cuando sean integrales; es decir, los granos enteros como nos los ofrece la naturaleza. Al ser integrales, poseen, además de los hidratos de carbono, un buen aporte de vitaminas, minerales, proteínas, aceites naturales y fibra. De lo contrario, si han sido refinados, todos estos elementos esenciales para la salud se pierden en el proceso y sólo nos aportarán calorías vacías, lo que dará como resultado una pobre nutrición e incluso estreñimiento y problemas digestivos, como consecuencia de la falta de la fibra que se pierde en dicho refinamiento.

Concluimos, entonces, respecto de los hidratos de carbono:

- Es esencial consumirlos en cantidad suficiente: de 60 a 70% del total de nuestra alimentación.
- Cuando tenemos necesidad de endulzar algo, hay que hacerlo siempre con mucha moderación y dando prioridad a los azúcares naturales, como la miel de abeja o de agave, la melaza, el piloncillo o mascabado, la *stevia*, en lugar de los azúcares refinados.
- Y en el caso de los azúcares complejos o almidones, hay que elegir siempre los alimentos que estén elaborados con cereales y con granos integrales; es decir, los que no han sido refinados ni desprovistos del germen y la cascarilla, donde se encuentra gran cantidad de proteínas, fibra, vitaminas, minerales, aceites esenciales, etcétera.

Lípidos

A los lípidos se les conoce también como ácidos grasos o grasas y su requerimiento en nuestro organismo es de 15 a 25% del total de la alimentación. Todo exceso se almacenará en el cuerpo como triglicéridos, dará lugar a la aparición de "llantitas" y, más adelante, al sobrepeso, la obesidad, la elevación de los niveles de colesterol y, en consecuencia, a un sinnúmero de enfermedades circulatorias, cardiacas, etcétera.

Para cada persona, este porcentaje fluctúa de acuerdo con su edad, su actividad, el clima en el que se desenvuelve, etcétera. Durante el invierno, en el embarazo y en la lactancia, si se realiza mucho deporte o cuando se quiere subir de peso, se tenderá a consumir cerca de 25%. Por el contrario, durante el verano, cuando se tiene una vida sedentaria, o si hay sobrepeso u obesidad, se buscará consumir el mínimo requerido; es decir, alrededor de 15% del total de la alimentación.

En la actualidad, la dieta del mexicano se ha modificado por influencias externas a nuestra cultura y por cambios en los hábitos de alimentación. Cada vez se consumen productos con más y más grasa y en lugar de ingerirla en la cantidad que mencionamos, muchas personas llegan a consumirla en una proporción de 30, 35 y hasta 40%. Esta grasa consumida en exceso se almacena en las arterias, en el tejido adiposo que se encuentra en mayor abundancia alrededor de nuestra cintura, en los glúteos, en los muslos, etcétera, lo que redunda en obesidad y en todo tipo de enfermedades circulatorias, coronarias, infartos, embolias, diabetes, entre otras.

Nuestra salud es afectada no sólo por la cantidad sino también por la calidad de las grasas ingeridas, pues existen grasas saludables y grasas tóxicas, e incluso *muy* tóxicas, para nuestro organismo. Por eso es importante entender lo esencial de su constitución.

Las principales funciones de los lípidos o ácidos grasos en nuestro organismo son:

- Forman una capa para proteger tejidos y órganos.
- Son materia prima para formar diversas enzimas y hormonas requeridas en nuestro metabolismo.
- Son el medio de transporte para las vitaminas liposolubles, como las A, D, E y K.
- Son, además, la mejor fuente de energía y calor cuando éstos son requeridos por nuestro cuerpo, pues mientras los hidratos de carbono o las proteínas nos dan cuatro kilocalorías por gramo, la grasa nos brinda nueve kilocalorías por gramo.

Es esencial conocer los tipos de lípidos o ácidos grasos que existen y saber elegir los que son saludables para nuestro organismo. Y se dividen en saturados e insaturados.

Lípidos o ácidos grasos saturados. Son todas las grasas de origen animal: manteca, sebo y mantequilla. La característica principal de las grasas saturadas es que se solidifican a temperatura ambiente. Este proceso lo observamos fácilmente cuando un caldo o un guisado de pollo o de res se enfría: de inmediato se forma una capa de grasa; cuanto más grasa contenga, más gruesa y más sólida será esa capa.

Ya vimos que del total de la alimentación requerimos de 15 a 25% como máximo de lípidos o ácidos grasos. Pon mucha atención, pues de este porcentaje, el máximo recomendado de grasas saturadas es *10% del total de la grasa ingerida*; es decir que nuestra ingesta de grasas saturadas nunca debe exceder de 1.5 a 2.5 % de la ingesta total de lípidos o grasas; de hecho, si se consume menos de esta cantidad, es mejor para la salud.

Es fundamental comprender cómo actúan las grasas en nuestro organismo, ya que así como vemos que las saturadas se solidifican en nuestro plato, en la olla o en el sartén, también se solidifican en nuestro organismo y se depositan en tejidos, arterias y órganos, saturándolos, obstruyéndolos y causando severos daños en la circulación y en la salud en general. Además, esto va de la mano con los niveles de colesterol en la sangre, el cual forma parte de todos los productos animales. De tal modo, al problema de consumir las grasas saturadas en exceso le debemos sumar también el del colesterol, con todos sus efectos negativos para la salud.

Destaco el hecho de que cuanto menos grasas saturadas consumas, mejor será para tu organismo, dado que las grasas saturadas contribuyen, además de a la obesidad, a que haya niveles elevados de colesterol y triglicéridos en la sangre, lo cual ocasiona arteroesclerosis y enfermedades cardiacas, infartos, embolias y otras enfermedades.

La margarina y la manteca vegetal son, en su origen, aceites vegetales que han sido artificialmente saturados por el hombre, para darle una consistencia sólida. Esto provoca que dichas grasas sean todavía más dañinas, pues por ser artificiales sus moléculas saturadas fácilmente se rompen o desestabilizan, causando estragos en el organismo y destruyendo o dañando células, tejidos y nutrimentos. Éstas son las llamadas grasas trans, que son consideradas cancerígenas; así que definitivamente hay que eliminar la margarina y la manteca vegetal de nuestra alimentación.

Lípidos o ácidos grasos insaturados. Son los aceites que provienen del mundo vegetal. La característica principal de estos lípidos o ácidos grasos insaturados es que se mantienen líquidos; no se solidifican a temperatura ambiente. Existen tres excepciones que, a pesar de pertenecer al mundo vegetal, contienen grasas saturadas: el coco, el aceite de palma y el cacao, que, consumidos con moderación, son saludables para nuestro organismo. Respecto del coco, la grasa se encuentra en la pulpa. El agua puede consumirse libremente; de hecho, tiene muchos beneficios para la salud: limpia y depura el sistema urinario y se le considera el suero orgánico más completo de la naturaleza, equiparable incluso a la leche materna.

Las funciones de los lípidos o ácidos grasos insaturados son las siguientes: *a)* mantienen las membranas celulares; *b)* resultan esenciales para la regeneración celular; *c)* producen las prostaglandinas, que son diversas especies de hormonas que regulan muchos procesos corporales, como la inflamación, la coagulación de la sangre, el colesterol sanguíneo y la salud digestiva; *d)* con importantes antioxidantes; es decir, anticancerígenos, y *e)* regulan la salud sexual tanto en hombres como en mujeres.

Los lípidos o ácidos grasos insaturados se dividen en monoinsaturados y poliinsaturados. Los primeros se encuentran en almendras, avellanas, pistaches, linaza, semillas de calabaza, cacahuates, aguacates y aceitunas, y en sus respectivos aceites: de oliva, de aguacate, de almendras, de canola, de cacahuate, etcétera. Los segundos se hallan en todo tipo de nueces y piñones, en la soya, en el maíz, en el ajonjolí, en el girasol, y sus respectivos aceites, incluyendo los de soya, maíz, cártamo, semilla de uva y pescado.

Ya mencionamos que de la ingesta total de lípidos o ácidos grasos, que es de 15 a 25% de nuestra alimentación, un máximo de 1.5 a 2.5% pueden ser grasas saturadas; entonces concluimos que el resto, de 13.5 a 22.5% del total de grasas ingeridas, según las características de cada persona, deberán consistir de lípidos o ácidos grasos insaturados; es decir, provenir de nueces, semillas, oleaginosas y aceites vegetales, de preferencia crudos. Cabe aclarar más este concepto.

Los lípidos o ácidos grasos insaturados también se dividen en esenciales y no esenciales. Los ácidos grasos esenciales son los que nuestro organismo *no puede elaborar* y, por lo tanto, deben obtenerse directamente de la alimentación. Éstos son el Omega 3 y el Omega 6.

El omega 9 es semiesencial; es decir, que nuestro cuerpo puede elaborarlo parcialmente, pero no en cantidad suficiente. En consecuencia, una parte de él debe provenir de los alimentos. Los ácidos grasos no esenciales no representan una preocupación, pues son elaborados por nuestro organismo a partir de nuestra alimentación. Comprendido lo anterior, nos resta decir que los ácidos grasos esenciales, los que nuestro cuerpo no puede elaborar y son indispensables para la salud, los encontramos en abundancia en los siguientes elementos: *a)* ácido linoleico (omega 6): verduras, frutas, frutos secos, cereales y semillas; aceites de cártamo, de girasol, de maíz, de soya, de calabaza y germen de trigo, y *b)* ácido lonolénico (omega 3): el pescado es la fuente más conocida de omega 3, sin embargo, la linaza posee hasta el doble de omega 3, y no sólo eso, sino que también contiene omega 6, y ambos, en la proporción idónea para nuestro organismo. Otras fuentes de omega 3 son las semillas de mostaza y de calabaza, la soya, las nueces, las hortalizas de hoja verde, la mayoría de los cereales y las algas *spirulina* y *chlorella*.

Es muy importante señalar que cualquier aceite que es sometido a calor, es decir, que se fríe, se oxida y sufre alteraciones en su estructura molecular; al alterarse sus moléculas ya no pueden ser reconocidas ni asimiladas por nuestras células y entonces, lejos de ser nutritivo y saludable para nuestro cuerpo, se convierte en un elemento sumamente tóxico, y cuanto más frito, más tóxico; no importa de cuál aceite se trate. Cabe aclarar que hay aceites, como el de semilla de uva, que resisten temperaturas elevadas antes de oxidarse; sin embargo, un aceite frito NUNCA es saludable.

Asimismo, jamás debe consumirse un aceite rancio —o cualquier producto que sepa o huela a rancio—, pues ese aceite está lleno de radicales libres, elementos sumamente tóxicos y dañinos para la salud. El consumo de aceites fritos o rancios da lugar a un sinnúmero de enfermedades degenerativas como cáncer, diabetes, problemas circulatorios y cardiacos, entre otras.

Por consiguiente, los aceites, para que realmente cumplan sus funciones de nutrición, deben consumirse crudos, como aderezo para nuestras verduras y ensaladas. Es preferible optar por aquellos que en su etiqueta tengan la leyenda "Extra virgen", lo cual indica que en su elaboración no se ha utilizado ni calor, ni químicos que alteren su estructura molecular y así disminuyan su calidad nutricional. También debemos consumirlos directamente, tal como la naturaleza nos los ofrece a través de las nueces, las semillas y las oleaginosas ya mencionadas.

Proteínas

Las proteínas son el elemento más complejo de nuestra nutrición. Nuestro cuerpo las requiere en una proporción de 15 a 20% del total de la alimentación. Los niños pequeños, los adolescentes, las mujeres embarazadas y quienes hacen mucho deporte, las requieren en mayor proporción, mientras que los adultos que ya no estén en ninguna de esas etapas, las requerirán en menor cantidad.

Existen innumerables tipos de proteínas, de muy variados tamaños. Son las moléculas más grandes de nuestro organismo, pues mientras una molécula de azúcar puede tener un peso molecular de 342, el peso de una molécula de proteína puede ser de 8000 o 100000 y hasta de un millón o más.

Las funciones de las proteínas son muy diversas:

- Son esenciales para el crecimiento y la manutención de nuestro organismo y para la formación de los músculos, los órganos, las uñas, el cabello, la piel y los tejidos en general, las células rojas de la sangre, los tendones y los cartílagos.

- Son la materia prima para la formación de enzimas y hormonas, sustancias encargadas del metabolismo.
- Cuando nuestro organismo recibe las señales de que ha sido invadido por virus o bacterias, elabora los anticuerpos necesarios, también a partir de las proteínas.
- Regulan la distribución equitativa de los líquidos y de las sales minerales, tanto dentro como fuera de las células, en órganos y en tejidos.
- Las proteínas de la sangre tienen una capacidad extraordinaria para mantener el balance entre acidez y alcalinidad que conocemos como pH y cuyo equilibrio es esencial para la vida.
- Las proteínas también nos sirven para la producción de energía. Antes mencionamos que un gramo de grasa nos proporciona nueve calorías, mientras que un gramo de hidratos de carbono nos aporta cuatro. Un gramo de proteínas nos dará también cuatro calorías, pero sólo en caso de hambruna el cuerpo recurrirá a éstas como fuente de energía, pues resulta ser muy "cara" para nuestro organismo, el cual prefiere los lípidos y los hidratos de carbono como las fuentes de energías primordiales, económicas y fáciles de transformar y asimilar.

Las proteínas son la parte más controversial y más compleja de la nutrición. Aproximadamente en 1930 se empezó a generar la idea de que las únicas proteínas con valor biológico para nuestro organismo eran las de origen animal y la consigna durante muchos años fue la siguiente: "Coma leche, carne y huevos". El cambio significativo en los hábitos de alimentación que este planteamiento ocasionó dio como resultado el surgimiento de diversos problemas de salud hasta entonces desconocidos para la población.

Por la ingesta excesiva de "leche, carne y huevos", alimentos con altos contenidos de grasas saturadas, colesterol y ácido úrico, además de las bacterias de putrefacción inherentes a los productos cárnicos, así como de las hormonas que se administran a los animales para que crezcan mucho y rápido, y produzcan mucha leche, huevos, etcétera, en los seres humanos ocurrió un aumento muy significativo de problemas circulatorios, cardiovasculares, artríticos y digestivos, como el estreñimiento y la colitis, por la falta de fibra en la dieta cárnica.

Gracias al microscopio, allá por 1930, se pudieron dividir y analizar las cadenas que forman las proteínas y entonces se descubrió que, sin importar el tipo de proteína de que se trate, su tamaño y su función, *todas* están formadas por sólo 20 aminoácidos, combinados en infinidad de versiones. Esta gran variedad de combinaciones es lo que genera tantos tipos de proteínas, de tan diversos tamaños, con tan variadas funciones pero, a fin de cuentas, todas formadas por los mismos 20 aminoácidos. Como parte de este estudio, se descubrió que estos 20 aminoácidos se dividen en tres grupos:

- Ocho aminoácidos esenciales.
- Dos aminoácidos semiesenciales.
- Diez aminoácidos no esenciales.

Los ocho aminoácidos esenciales se llaman así porque nuestro cuerpo no puede elaborarlos y es indispensable consumirlos en la dieta, para poder tener proteínas completas o de calidad biológica. Los dos aminoácidos semiesenciales son indispensables para los niños, ya que su organismo sintetiza sólo parte de ellos, pero no en cantidad suficiente para cubrir sus requerimientos, mientras que el organismo de los adultos sí los sintetiza en cantidad suficiente. Y, por último, los diez aminoácidos no esenciales son los que no necesitamos ingerir directamente en la dieta, ya que nuestro cuerpo puede sintetizarlos.

Este descubrimiento sobre qué es y cómo se forman las proteínas, aunado al aumento considerable de la ingesta de "leche, carne y huevos" por parte de las personas en el pasado, con los resultados negativos para la salud ya comentados, han dado lugar al surgimiento en la actualidad de una mayor variedad de opciones en la alimentación vegetariana, que a veces incluye un consumo muy moderado de productos lácteos, sobre todo si son orgánicos.

En mi práctica profesional de más de 30 años en el campo de la nutrición, he comprobado que en cualquier problema de salud, pero en especial en el sobrepeso y la obesidad, la alimentación vegetariana ofrece una alternativa de nutrición excelente, además de la posibilidad de desintoxicación y regeneración a nivel celular y de todo el organismo. Corresponderá a cada uno decidir sobre las diversas opciones que nos permitan tener una alimentación más saludable.

Ahora se tiene la certeza científica de que en la adecuada combinación de los alimentos vegetales encontramos la cantidad y la calidad de los aminoácidos requeridos para poder formar proteínas completas; es decir, de alta calidad biológica y sin los inconvenientes de los productos cárnicos ya mencionados.

Esto significa que al combinar cereales y leguminosas, por ejemplo, los aminoácidos esenciales que contienen ambos se complementan para formar una proteína completa, una que tiene todos los aminoácidos esenciales requeridos por el organismo. De igual manera, hay varias combinaciones de alimentos que nos brindan este beneficio, las cuales ilustraré de una manera muy objetiva más adelante.

Vitaminas y minerales

Nuestro organismo requiere vitaminas y minerales en un porcentaje muy pequeño en comparación con los otros nutrimentos, apenas 2%. Sin embargo, su importancia es tan grande que sin ellos no es posible la vida. Son parte esencial de nuestras células, órganos, sangre, huesos, tejidos y sistemas, y sus funciones en el organismo son innumerables.

Vitaminas

Las vitaminas son consideradas como coenzimas, sustancias que inducen y promueven las reacciones químicas de las enzimas en el organismo y que son esenciales para que nuestro cuerpo pueda realizar todos los procesos metabólicos.

Creo que la mayoría de nosotros conoce la historia de los marineros ingleses que murieron de escorbuto a bordo de los barcos que duraban meses en altamar y cuya muerte se debió a la falta tan sólo de vitamina C. Comían suficientes proteínas, hidratos de carbono, grasas, incluso muchas otras vitaminas. Únicamente les faltaba la vitamina C y esto les causó la muerte a miles de ellos.

De manera similar, miles de marineros japoneses que en sus travesías consumían arroz refinado, que en el proceso de refinamiento pierde la tiamina o vitamina B1, murieron también de beriberi… sólo por la falta de una vitamina. Lo anterior demuestra la importancia que tienen estos elementos para la salud y la vida.

Las vitaminas son también, en su mayoría, antioxidantes, esto es, moléculas capaces de prevenir la oxidación de otras moléculas y combatir la degeneración y la muerte de las células. Nos ayudan a prevenir enfermedades y a retardar el proceso de envejecimiento.

Las vitaminas se encuentran principalmente en las frutas, aunque también se localizan en todo el mundo vegetal: verduras, semillas, oleaginosas, cereales, leguminosas, así como en la carne y en los lácteos. Las vitaminas se dividen en dos grupos: hidrosolubles y liposolubles. Las vitaminas hidrosolubles, como su nombre lo indica, son solubles en agua. Son muy sensibles y se destruyen fácilmente con la luz, el aire y el calor. También se eliminan fácilmente con el sudor, la orina y las heces fecales. Nuestro cuerpo no las almacena, sino que deben ingerirse diariamente a través de los alimentos y cuando es requerido, con apoyo de los complementos alimentarios. Si por alguna razón estas vitaminas se consumen en exceso, el cuerpo las elimina sin problema, normalmente con la orina. Por otra parte, si no se tiene una alimentación balanceada y hay deficiencia de estas vitaminas, y como el cuerpo no las puede almacenar, habrá diversos desequilibrios en la salud. Las vitaminas hidrosolubles son todas las vitaminas del complejo B, así como la vitamina C. Las mejores fuentes de estas vitaminas son las frutas y las verduras, los cereales integrales, las nueces, las semillas y las oleaginosas, el huevo, los lácteos, la levadura de cerveza, las algas marinas, las *spirulina* y la *chlorella,* y el pasto de trigo.

Por su parte, las vitaminas liposolubles, como su nombre lo indica, son solubles en lípidos (grasas, aceites). Las obtenemos de los alimentos. Nuestro cuerpo utiliza las que necesita, y si sobran las almacena en los tejidos grasos del cuerpo y en el hígado, para retomarlas cuando tenga necesidad de ellas.

Por estas características, es más difícil tener deficiencia de vitaminas liposolubles pues, repito, los excesos se almacenan para su uso posterior; pero esto puede presentar también un riesgo: un exceso de ellas resulta tóxico para el organismo. Confirmamos nuevamente que en la nutrición tanto el exceso como la deficiencia ocasionan problemas para la salud. Las vitaminas liposolubles son las A, D, E y K.

Las mejores fuentes de las vitaminas liposolubles son el huevo, los lácteos, el germen de trigo, los aceites vegetales, las nueces, las semillas y las oleaginosas, los cereales integrales, así como los vegetales y las frutas de colores intensos: verdes, rojos, naranjas.

Minerales

Los minerales son indispensables para la nutrición de las células, para la formación de órganos y tejidos y, sobre todo, de los sistemas nervioso y óseo. Su importancia en la nutrición es también vital. Varios de ellos son considerados antioxidantes: magnesio, zinc y selenio, por ejemplo.

Los minerales inorgánicos de la tierra son transformados por los microorganismos que existen en ella, convirtiéndolos poco a poco en minerales orgánicos. Este proceso continúa al ser absorbidos por la planta y con la acción de los rayos solares, para luego ser consumidos por el ser humano, ya completamente como minerales orgánicos. Es una maravillosa sinergia que existe entre la tierra, las plantas y el sol.

Los principales minerales son: calcio, fósforo, magnesio, potasio, sodio, cloro, azufre, hierro, cobre, manganeso, zinc, cromo y selenio. Existen otros que se conocen como minerales "traza", pues su presencia en el organismo es tan pequeña que apenas se pueden localizar en el cuerpo.

Las mejores fuentes de minerales son las verduras, las frutas, los cereales integrales, las leguminosas, las nueces, las semillas y, en general, todos los alimentos del mundo vegetal. También se encuentran en los productos de origen animal.

Fibra y agua

Si bien estos dos elementos no son nutrimentos en sí mismos, su presencia en la dieta y en nuestro cuerpo es indispensable para la salud. La falta de cualquiera de ellos conduce a serios desequilibrios, enfermedades, e incluso a la muerte. A continuación te diré por qué son fundamentales para nuestro organismo.

Fibra

La fibra es la parte estructural de plantas, granos y semillas. Nuestro cuerpo no tiene la capacidad de absorberla, pues nuestro estómago carece de las enzimas digestivas necesarias para desdoblarla y asimilarla. Entonces, si no es esencial como nutrimento, ¿por qué es tan importante?

Su valor estriba en que absorbe agua durante el proceso digestivo y da volumen y motilidad a las heces, ayudando así a que se eliminen plenamente y en menor tiempo. Con eso se evitan el estreñimiento y muchas enfermedades que se derivan de éste, como problemas digestivos y la obesidad.

Otro aspecto benéfico de la fibra es su capacidad de envolver ciertas sustancias tóxicas o irritantes para el cuerpo, por ejemplo, el exceso de bilis, que si no es eliminada adecuadamente por el organismo, puede ser modificada por ciertas bacterias que la convierten en una sustancia tóxica, capaz de causar cáncer de colon.

El exceso de colesterol y de grasas que contienen los alimentos también es absorbido o encapsulado por la fibra y eliminado de nuestro sistema, evitando que cause daño.

La fibra también proporciona una sensación de saciedad y evita que se coma en exceso. Por lo tanto, una dieta que incluya frutas, verduras, granos y cereales integrales es indispensable para la salud en general, pero en especial para el tema que nos ocupa: el control de la obesidad y la obtención del peso adecuado.

Los productos cárnicos y de origen animal no contienen fibra. Ésta se encuentra exclusivamente en el reino vegetal; en todas las frutas, las verduras, los granos, los cereales y las semillas, siempre y cuando éstos sean integrales, ya que precisamente en el proceso de refinamiento pierden su cascarilla que, además de la fibra tan indispensable, contiene todos los otros nutrimentos que requerimos: proteínas, lípidos, vitaminas y minerales. De ahí la relevancia de consumir alimentos integrales del mundo vegetal.

La fibra se divide en dos tipos: soluble e insoluble. La primera es aquella que al entrar en contacto con el agua forma gomas o geles, conocidos como mucílagos o pectinas. Este tipo de fibra suave se encuentra en la mayoría de las frutas y en muchos granos y semillas. Es esa gomita que a veces vemos en el corazón de la manzana; las gotitas de goma que escurren al partir una papaya; el gel que gotea al cortar o cocer los nopales o el que se forma al remojar la linaza.

Una vez en nuestro organismo, estos mucílagos o pectinas absorben agua, formando un gel que, como ya mencionamos, por una parte ayuda a absorber, a envolver grasas, el exceso de bilis, el colesterol y otras sustancias tóxicas, y por otra parte provoca una sensación de saciedad y da volumen a las heces, para que se muevan con suavidad y facilidad a lo largo del intestino y se eliminen plenamente.

Para que todo esto suceda, es indispensable tomar suficiente agua porque, de no ser así, la fibra soluble no tendrá suficiente humedad para formar los geles y, por el contrario, se hará una pasta dura que más bien causará estreñimiento.

Por su parte, la fibra insoluble está conformada por la estructura y la cáscara de plantas, granos y semillas y, aun en contacto con el agua, no se reblandece ni se deshace. El ejemplo más conocido de esta fibra es el salvado de trigo. Su principal función en nuestro organismo también es dar la sensación de saciedad, proporcionar volumen a las heces y servir como escoba intestinal. Ya mencionamos que, si bien la tecnología ha aportado muchos beneficios, de igual manera, desafortunadamente y por ignorancia, provoca desequilibrios en nuestra salud. Cuando se descubrió el proceso de refinamiento de granos y cereales, se creyó que ésta era una gran opción para la nutrición, un lujo al que todos aspiraban. Se introdujeron cada vez más alimentos refinados, cuya blancura se asociaba con belleza y calidad; por esa razón se cambió el pan integral por el pan blanco, y la harina y los cereales integrales que antes se consumían, por refinados.

La influencia y los resultados de este cambio en los hábitos de alimentación de la gente no se hicieron esperar. Enfermedades que antes eran prácticamente desconocidas como el estreñimiento, la diabetes, la obesidad, la arteriosclerosis, los problemas cardiacos y circulatorios, y un sinnúmero de padecimientos más, empezaron a afectar de manera drástica a la población.

Se requirieron muchos años y mucho sufrimiento, por los males ocasionados, para tomar conciencia de la importancia de comer alimentos integrales con su contenido natural de fibra. Hoy se sabe con certeza que consumir alimentos integrales, sin pulir ni refinar, es indispensable para una vida saludable y, por supuesto, para mantener un peso adecuado.

Últimamente se ha extendido la costumbre de agregar salvado a los alimentos refinados, con la idea de que así se les devuelve la fibra que se les quitó al refinarlos. Ésta es una solución muy pobre dado que, como ya he explicado, cuando son pulidos los granos y los cereales, además de la pérdida de la fibra soluble (las gomas y las pectinas) y de la fibra insoluble (el salvado), se pierden proteínas, vitaminas como la E y las del complejo B, y minerales como el zinc, el magnesio y el calcio, entre otros.

No está por demás insistir en que la verdadera solución para nuestra salud es consumir los granos, los cereales y las semillas tal como nos los ofrece la naturaleza, sin procesar, sin pulir ni refinar; es decir, naturales e integrales.

Agua

Sabemos que el agua es esencial, que constituye dos terceras partes de nuestro cuerpo y que sin ella las funciones orgánicas no serían posibles. Al igual que dijimos de la fibra, si bien el agua no es un elemento de nutrición, es indispensable para la salud y para la vida.

Cada célula de nuestro cuerpo, cada tejido, cada órgano y cada sistema, necesitan este preciado líquido para funcionar, de manera interna y externa. Sin el agua no pueden realizarse las funciones de transporte y absorción de nutrimentos y eliminación de desechos.

Gran parte de nuestra sangre es agua; la saliva, el sudor, las lágrimas, la orina son, en esencia, agua que perdemos continuamente y que debe reemplazarse con oportunidad para que el organismo pueda seguir realizando sus funciones de manera adecuada. La naturaleza previó todo este proceso a la perfección y desde el inicio de los tiempos diseñó la bebida perfecta para todos los seres vivos: el agua.

Por desgracia, en algún momento de la historia de los seres humanos, ese elemento vital y precioso para la salud empezó a suplirse por los refrescos, bebidas con altos contenidos de gas, azúcar, colorantes, saborizantes artificiales, químicos y todo tipo de elementos dañinos para nuestra salud. Y con esto no me refiero sólo a los aspectos relacionados con la obesidad, sino también a que son una de las principales causas de osteoporosis, enfermedades de los riñones, diabetes, hipertensión arterial, desnutrición infantil, etcétera.

Según datos del doctor Avelardo Ávila, investigador del Instituto Nacional de la Nutrición, tan sólo en 14 años, en México el consumo de refrescos aumentó 40% y el consumo de frutas y verduras disminuyó 30 por ciento.

Para mí, y para cualquiera que analice con seriedad los problemas de salud, una de las peores aportaciones del capitalismo a las enfermedades de la sociedad actual es la inclusión de los refrescos en la dieta de los pueblos. Y desafortunadamente nuestro país es el mayor consumidor de refrescos en el mundo. Este alto consumo va de la mano, directamente relacionado, con el hecho de que somos el país con más niños obesos y el segundo lugar en adultos obesos en el mundo.

Si esto es una realidad incuestionable, ¿por qué las autoridades de salud permiten que se sigan distribuyendo y vendiendo con tanta libertad estas bebidas evidentemente dañinas para la salud?

En definitiva, las instituciones de salud de nuestro país deberían legislar para que los refrescos no se vendan a los niños ni a las mujeres embarazadas y que, como se hace con los cigarros, lleven una leyenda impresa que advierta que es una bebida nociva para la salud. Asimismo, que se prohíba terminantemente su venta en las escuelas.

Pero mientras esto sucede, nos toca a cada uno de nosotros decidir con inteligencia no consumir esas bebidas que nada bueno aportan a nuestra salud y, sobre todo, educar y cuidar a nuestros niños para que no las consuman. Al mismo tiempo, para hidratar nuestro organismo, retornar a lo que la madre naturaleza muy sabiamente diseñó para nosotros desde antes de que apareciéramos en el planeta: la bendita agua.

La deshidratación que genera la falta de agua suficiente en nuestro organismo puede ocasionar un sinnúmero de problemas de salud: dolores de cabeza, estreñimiento, piel seca, resequedad de la boca y de los ojos, resequedad de las mucosas internas —lo cual nos vuelve más susceptibles a enfermedades respiratorias—, un inadecuado transporte de nutrimentos y mala absorción de los mismos, mal olor corporal, dolor y eventuales padecimientos de los riñones y, en casos extremos, un paro cardiaco y la muerte.

En relación con el tema principal de este libro, la obesidad infantil, es especialmente importante que enseñemos a nuestros niños a beber agua natural en cantidad suficiente para que a través de ella puedan eliminar las grasas y las sustancias que el cuerpo necesita desechar en su proceso depurativo.

Además del agua natural, otras bebidas que son recomendables porque también aportan elementos que ayudan en el proceso depurativo son, por ejemplo: agua de alfalfa, de apio, de pepino, de piña, de jamaica, de limón con chía, etcétera. Es decir, nuestras tradicionales aguas frescas, que se sugiere se tomen sin azúcar; pero si se quiere endulzarlas deberá ser de manera moderada y con los edulcorantes saludables mencionados en la sección correspondiente.

¿Cuánta agua deben beber los niños?:

- Hasta los seis meses de edad, los bebés necesitan beber de 100 a 190 mililitros diarios de agua por kilogramo de peso corporal. Cuando reciben leche materna, este requerimiento queda perfectamente cubierto.
- Entre los seis meses y el año de vida deben beber de 800 mililitros a un litro de agua por día.
- Entre uno y dos años de edad deben beber de 1100 a 1200 mililitros al día.
- De los dos a los tres años, 1300 mililitros por día.
- Entre los cuatro y los ocho años de edad, 1600 mililitros por día.
- Entre los nueve y los 13 años las niñas necesitan beber 1900 mililitros, y los varones, 2100 mililitros diarios.
- A los 14 años, las mujeres deben beber dos litros diarios, y los varones, dos y medio litros diarios.

Estas cantidades incluyen tanto el agua natural como las aguas frescas, jugos naturales, caldos de verduras, etcétera.

RECOMENDACIONES ESPECÍFICAS PARA LA ALIMENTACIÓN DE LOS NIÑOS OBESOS

- Consumir alimentos que sean naturalmente bajos en grasa, como granos enteros, semillas, frutas y verduras.

- Ingerir alimentos ricos en fibra como avena, linaza, semillas, legumbres, cereales integrales, frutas y verduras.
- Restringir al máximo los alimentos fritos, pues al freír los aceites se alteran sus moléculas y se generan radicales libres, que al consumirlos son cancerígenos y en general muy dañinos para la salud.
- Usar aceites saludables que no nos dañan y son ricos en ácidos grasos esenciales, como el omega 3 y el omega 6, son los que se consumen crudos para aderezar verduras y ensaladas, como el aceite de oliva, de semilla de uva, de aguacate, y aun mejor si son extravirgen.
- Evitar los productos procesados, enlatados, que contienen colorantes, conservadores y químicos en general.
- Evitar o limitar el consumo de productos animales con alto contenido de grasas saturadas y colesterol, como la yema de huevo, los quesos añejos, la leche entera, la crema de leche, los helados y las carnes.
- Eliminar de la alimentación la margarina y la manteca vegetal, que son grasas trans muy nocivas para la salud.
- Suprimir de la dieta los cereales refinados, la harina y el azúcar blanca, y limitar el consumo de sal.
- Definitivamente, eliminar todos los refrescos y beber sólo agua natural o de frutas sin azúcar o jugos de frutas y verduras naturales.

Como ya mencioné, en mi experiencia como nutrióloga durante más de 30 años, y en mi trabajo en el área de las terapias naturales por casi 50, además de mi experiencia como mamá por más de 31 años y como abuela por más de cuatro, he comprobado que el vegetarianismo es una excelente opción de salud para niños y adultos. Por consiguiente, yo misma soy vegetariana.

El vegetarianismo es un tipo de alimentación que aporta al ser humano todos los requerimientos nutricionales necesarios para nuestro organismo, sin los inconvenientes que provocan los productos animales, como son las grasas saturadas, el colesterol, el ácido úrico, las bacterias de putrefacción, las enfermedades de los animales, la gran cantidad de hormonas y vacunas que en la actualidad se les aplican a éstos, además de la angustia y la neurosis por el tipo de vida que se les da y el terror que la matanza tan cruel supone para ellos.

La alimentación vegetariana es, entonces, una alimentación de paz para el cuerpo y para el alma.

Aunque no estés muy interesado en este método alimentario que cada día gana más y más adeptos en todo el mundo, seguir lo más posible las recomendaciones relacionadas con este régimen de vida aportará grandes beneficios a tu salud.

OTRAS SUGERENCIAS PARA LA ALIMENTACIÓN DE LOS NIÑOS

- Los niños deben hacer de cinco a seis comidas al día; es decir, deben ingerir alimentos cada dos horas y media, máximo cada tres horas. Las comidas tienen que ser saludables, integrales, completas aunque, por supuesto, unas deben ser más fuertes y otras más ligeras.
- Siempre debe ser por libre demanda.
- No hay que forzarlos a comer.
- Se les debe poner un tiempo límite para comer, 30 o 40 minutos, de manera que el niño sepa que es la hora de comer y que más al rato ya no es hora de comer.
- No deben comer y picar todo el tiempo.
- Pueden tomar todos los líquidos que deseen, siempre y cuando sean saludables. Hay que ofrecerles agua varias veces al día. No hay que darles refrescos, sino agua natural, de frutas sin azúcar, jugos naturales de frutas o verduras.

REGLAS PARA COMBINAR ALIMENTOS QUE PROPORCIONEN LAS PROTEÍNAS COMPLETAS Y TODOS LOS DEMÁS NUTRIMENTOS CUANDO SE PRESCINDE DE LA CARNE

1) *Cereal + leguminosa + fruta o verdura.*
Ejemplos: arroz + frijoles + ensalada; tortilla + caldo de habas + verduras al vapor; arroz + lentejas + verdolagas; cereal de arroz + leche de soya + papaya o fruta al gusto.

2) *Cereal + lácteo + fruta o verdura.*
Ejemplos: atole de avena con leche + papaya o fruta al gusto; amaranto con yogur + mango o fruta al gusto; licuado de yogur con avena o amaranto y manzana.

3) *Lácteo + leguminosa + fruta o verdura.*
Ejemplos: frijoles con queso + verduras al vapor; habas + taquitos de requesón + ensalada.

Éstos son sólo algunos ejemplos de las múltiples combinaciones que se pueden hacer.

Para aprovechar al máximo las proteínas de los alimentos se deben combinar los granos en la siguiente proporción: dos partes de cereal por una parte de leguminosa.

Por lo menos tres veces al día, debe haber fruta o verdura cruda en la comida correspondiente. (*Cereales* son todos los granos que crecen en espiga: arroz, cebada, mijo, trigo, avena, amaranto, etcétera; *leguminosas* son todos los granos que crecen en vaina: frijol, garbanzo, haba, lenteja, chícharo, etcétera.)

RECOMENDACIONES GENERALES

- Apoyarse en la orientación y guía de un profesional de la salud, especialmente de un nutriólogo. Comprueba que quien te atienda tenga un peso adecuado y características saludables, pues de lo contrario es muy probable que no sea un buen guía para tu proceso de curación.
- Estar en contacto con la naturaleza: tierra, agua, aire y sol.
- Realizar ejercicio y llevar una vida activa, indispensables no sólo para mantener un peso adecuado, sino para la salud en general: física, emocional, mental, espiritual.
- Estar conscientes de que somos animales de costumbres, y por lo tanto de que los cambios deben hacerse poco a poco, paso a paso, de acuerdo con la capacidad de cada individuo. Considera que lo que ahora te gusta comer y te ha llevado al sobrepeso es resultado de los hábitos, de la costumbre, y que éstos se pueden modificar gradualmente. (Dicen los expertos que toma 21 días establecer un nuevo hábito.)
- No agobiarse por querer realizar todos los cambios de una sola vez, ni esperar obtener todos los resultados en una semana. Lo que sí es esencial es no bajar la guardia y tener constancia, para lograr el objetivo en tu peso y en tu salud.
- Celebra cada logro y cada avance, por pequeño que sea, y apóyate en él para conseguir el siguiente objetivo, para dar el siguiente paso.

RECOMENDACIONES PARTICULARES

Además de las recomendaciones generales ya mencionadas presentaré algunas sugerencias muy concretas con las que, desde este momento, puedes empezar a ayudar al niño e, incluso, a los adultos obesos de tu familia, independientemente del tratamiento que decidas seguir para hacer frente a este problema de salud, pues lo que aquí recomiendo son elementos de nutrición que de manera muy directa y concreta benefician a cualquier persona en el manejo del sobrepeso u obesidad.

Sugiero que incluyas en la alimentación de tu hijo uno o varios de estos elementos, los cuales puedes incluso alternar paulatinamente: *1)* jugo verde, *2)* caldo mineralizante, *3)* licuado de sábila, *4)* licuado de avena, *5)* lecitina de soya, *6)* miel de agave o maguey, *7)* linaza y *8)* alga *spirulina* y alga *chlorella*.

Analicemos con detenimiento.

1) Jugo verde. Se prepara licuando un vaso de jugo de toronja, medio nopal, cinco ramas de perejil, media vara de apio, cinco centímetros de sábila (sólo el cristal o gel) y un trozo de piña. Toma este licuado en cualquier momento del día, bien sea en su totalidad o compartiéndolo con la familia. Es un jugo muy rico en clorofila que ayuda a purificar el organismo. Además de su alto contenido de vitaminas y minerales, es abundante en fibras suaves que ayudan a mejorar el metabolismo de la glucosa y las grasas, y a optimizar el funcionamiento del intestino. Puede consumirse diariamente y a cualquier edad, durante el tiempo que desees.

2) Caldo mineralizante. Se prepara de la siguiente manera: lava y corta en trozos una papa, una zanahoria, una vara de apio, cinco ramas de perejil y tres hojas de espinaca o acelga. Colócalos en una olla —de preferencia de acero inoxidable—, junto con un litro y medio de agua, un trozo de cebolla y dos dientes de ajo. Hierve a fuego lento durante unos 30 minutos. Tómalo caliente. No agregues sal; los minerales que ya contiene el caldo son suficientes. Puedes agregar unas gotas de limón, al gusto.

Su alto contenido de minerales hace de éste un caldo muy alcalino, lo cual ayuda a depurar el organismo y a equilibrar el pH ácido de la sangre que se presenta en personas obesas o en cualquiera que tenga problemas de salud. Es ideal para tomarse en ayunas, aunque también puedes consumirlo a cualquier hora e incluso varias veces al día. La idea es tomar sólo el caldo, aunque, por supuesto, puedes comer los vegetales, si lo deseas.

3) *Licuado de sábila.* Se prepara de la siguiente manera: lava dos pencas de sábila, quita las espinas que tienen a lo largo y córtalas en trozos. Coloca en la licuadora, junto con medio kilo de miel de abeja o miel de agave. Licúa y envasa en un frasco de vidrio. Tapa y refrigera. A la sábila se le reconocen muchos beneficios para la salud. Contiene un buen número de elementos anticancerígenos; es rica en pectinas y gomas vegetales que, dentro del aparato digestivo, atrapan las moléculas de grasa para que puedan ser fácilmente eliminadas del organismo. Gracias a estas mismas gomas vegetales, mejora el funcionamiento intestinal, lo que genera muy buenas evacuaciones, combatiendo así el estreñimiento tan común en niños y adultos obesos. Los niños a partir de los cinco años deben tomar una cucharadita antes de la comida principal, sólo una vez al día. Los adultos, una cucharada antes de cada comida.

4) *Licuado de avena.* Se prepara licuando un vaso de jugo de toronja, dos cucharadas de avena integral cruda, una manzana, una cucharada de pasitas, una cucharada de amaranto y cinco nueces (opcional). Otra manera de prepararlo es remojando la avena en agua caliente durante 20 minutos y agregando en seguida los demás ingredientes. Es un licuado muy nutritivo que por su combinación

de ingredientes contiene prácticamente todos los nutrientes requeridos; a la vez, es bajo en calorías y rico en pectinas o gomas vegetales que, como ya hemos explicado, ayudan al buen funcionamiento del aparato digestivo y a la eliminación de la grasa corporal. Puede tomarse en cualquier momento del día.

5) *Lecitina de soya*. Como su nombre lo indica, se encuentra principalmente en la soya, aunque también está presente en todas las leguminosas. Desempeña funciones muy importantes en nuestro organismo, como la de ser un alimento para las células del cerebro, las neuronas, ayudando de esa manera a la memoria y a las funciones cerebrales en general. Para el caso que nos ocupa, la obesidad, la lecitina de soya desempeña un papel muy importante en el control del peso y en la disminución de los triglicéridos y el colesterol, pues ayuda a la digestión, la absorción, la distribución y la eliminación de las grasas en el cuerpo. La lecitina actúa en el torrente sanguíneo, emulsificando; es decir, rompiendo las moléculas de grasa y colesterol para que puedan ser eliminadas adecuadamente del organismo. La lecitina es también esencial para eliminar los depósitos excesivos de grasas en el hígado, a la vez que ayuda a eliminar el exceso de bilis del cuerpo y, por supuesto, de la vesícula biliar. Asimismo, es un alimento que pueden tomar niños, adultos, mujeres embarazadas y ancianos. La forma más común de ingerirla es en cápsulas, aunque se consigue también en forma de gel o granulada. Busca la manera que más facilite su consumo en tu caso. Por lo general, la dosificación dependerá de su presentación.

6) *Miel de agave o maguey*. Para las personas con sobrepeso u obesidad, esta miel es el edulcorante ideal, ya que es

muy baja en calorías y muy rica en inulina, la cual tiene numerosos beneficios para el organismo, por ejemplo: *a)* promueve los movimientos peristálticos del intestino evitando el estreñimiento; *b)* estimula el crecimiento de la flora intestinal y de microorganismos benéficos para la salud; *c)* ayuda a disminuir el colesterol y los triglicéridos; *d)* mejora la absorción de calcio, magnesio, fósforo y los minerales en general; *e)* ayuda a equilibrar los niveles de glucosa en la sangre; *f)* es especialmente benéfica para niños y adolescentes, mujeres embarazadas y ancianos, con el fin de que tengan una buena densidad ósea, y *g)* optimiza el aprovechamiento de las vitaminas del complejo B. Aunque esta miel es el edulcorante ideal para niños y adultos obesos o con sobrepeso, debe ingerirse con moderación.

7) *Linaza.* Es una semilla rica en ácidos grasos esenciales omega 3, 6 y 9 (incluso en mayores cantidades que los aceites de pescado). Los omegas son indispensables para la salud del cerebro y el corazón. Por ser rica en fibras solubles, también ayuda a regular los triglicéridos y el colesterol sanguíneos, así como a evitar el estreñimiento. Además, la linaza contiene unas sustancias llamadas lignanos y ligninas, potentes antioxidantes que ayudan a prevenir y a combatir células cancerígenas. Cuando se mezcla con agua, sus mucílagos (fibra soluble) se expanden, creando en el estómago una sensación de plenitud. De esta manera, las personas que comen en exceso se sienten satisfechas con menos comida, con lo que se combate el sobrepeso y la obesidad. Para obtener al máximo sus beneficios, es importante que la linaza se consuma molida, pues de lo contrario los nutrientes mencionados no podrían absorberse adecuadamente y sólo serviría como escoba intestinal. Puedes moler poco a poco la

cantidad de linaza que necesites, y si la compras molida, debe venir empacada al vacío y en un sobre o envase opaco, que evite su exposición a la luz, pues tanto el aire como la luz oxidan sus aceites naturales. La linaza rancia, al igual que cualquier alimento, es muy tóxica y jamás debe consumirse en esas condiciones. Para los niños se recomienda una cucharadita y para los adultos una cucharada diariamente, de preferencia mezclada con jugo o agua, aunque también se puede espolvorear en la fruta o en el yogur, por ejemplo. No olvides que, junto con la linaza, es importante tomar líquido suficiente, para que las gomas que contiene puedan expandirse.

8) *Alga* spirulina *y alga* chlorella. Estas algas siempre han sido reconocidas por la gran cantidad de nutrientes que aportan a nuestra alimentación, como proteínas de alta calidad biológica; omegas 3 y 6; todas las vitaminas del complejo B; vitaminas A, C y E; luteína, un caroteno esencial para la salud de los ojos, y ácidos nucleicos ADN y ARN. Contienen todos los minerales que requiere nuestro cuerpo y, de manera muy importante para el tema que nos ocupa, son un gran apoyo en el control del peso por su acción depuradora del organismo y reguladora de la función de la glándula tiroides, que es la que, a su vez, regula el metabolismo. La *spirulina* y la *chlorella* son la fuente natural más rica en clorofila, molécula casi idéntica a la hemoglobina de nuestra sangre. La clorofila favorece el movimiento peristáltico del intestino, con lo que alivia el estreñimiento, normaliza la secreción de jugos digestivos y estimula la regeneración de las células hepáticas. De igual manera, ayuda a depurar el organismo eliminando toxinas y desechos metabólicos del cuerpo. Estas algas estimulan el crecimiento de bacterias benéficas en el intestino, con lo que mejoran la digestión

y ayudan a combatir la colitis y el estreñimiento. Como su sabor es muy fuerte, por lo general se encuentran en cápsulas o tabletas. Las algas *spirulina* y *chlorella* pueden ingerirse por separado o conjuntamente y, puesto que son un alimento, son aptas para cualquier etapa de la vida. La dosificación variará según la presentación que elijas. Tómalas como se indique.

La salud es un don y como todo don hay que cultivarlo. Nuestro organismo tiene la maravillosa capacidad de regenerarse, renovarse, depurarse y desintoxicarse a sí mismo, siempre y cuando le demos la oportunidad de hacerlo al proporcionarle la nutrición adecuada y al dejar de saturarlo con productos chatarra, industrializados, procesados, fritos, grasosos y tóxicos.

Será labor de la familia del niño obeso realizar los cambios necesarios, en la medida de lo posible, para que la dieta o modo de vida saludable de toda la familia sea, cada día más, una realidad.

La salud es un tesoro; de hecho, es el tesoro más grande que podemos poseer. Sin ella todo lo demás pierde sentido. Cualquiera que haya sufrido o sufra una enfermedad, estará de acuerdo con esta aseveración. Y como a todo tesoro, debemos vigilar y cuidar éste que es el tesoro de la salud.

Éste es el propósito de todas las recomendaciones que se han presentado a lo largo del libro. No me resta más que desearte mucho éxito en este objetivo. Verás que bien vale la pena el esfuerzo...

NOTA

En este libro sobre la obesidad infantil, el tema de la nutrición se trata de una manera completa pero somera, con el propósito de proporcionar una información inicial para empezar a trabajar sobre este problema. Si te interesa profundizar más sobre el tema, te recomiendo que consultes mis libros, que te brindarán una guía muy completa al respecto.

- *Manual de nutrición y comida vegetariana* (Diana), 509 páginas, que contiene una guía de nutrición muy completa y más de 600 deliciosas recetas de comida saludable. Aunque no te interese ser vegetariano, este libro te proporcionará las pautas para entender las bases de la nutrición de una manera más profunda y muchas recetas para comer delicioso, sano y nutritivo.
- *Manual de terapias naturales para cada enfermedad* (Diana), 414 páginas, el cual, como su nombre lo indica, contiene tratamientos integrales, no sólo para el problema del sobrepeso y la obesidad, sino prácticamente para todas las enfermedades, de la A a la Z. Así, de manera natural y sin contraponerse con ningún otro tratamiento, podrás ayudarte en tu problema de salud de manera efectiva y sin riesgos.

Esta obra se terminó de imprimir
en el mes de agosto de 2025,
en los talleres de Impresora Tauro, S.A. de C.V.
Ciudad de México.